系统解剖学

主　编　黄菊芳　熊　鲲
副主编　阿地力江·伊明　王　慧　李　芳　陈　旦

中国健康传媒集团
中国医药科技出版社

内容提要

本书是全国高等教育五年制临床医学专业教材《系统解剖学》的教材精编速览，分为 20 章。其内容紧扣教材的知识点，精练教材重点、难点，以助于考生自我巩固所学知识和快速测试所学知识的掌握程度。本书可供全国高等教育五年制临床医学专业本科、专科学生和参加医学研究生入学考试的考生使用，也可直接作为医学生准备执业医师考试的模拟练习用书。

图书在版编目（CIP）数据

系统解剖学 / 黄菊芳，熊鲲主编 . —北京：中国医药科技出版社，2018.12

全国高等教育五年制临床医学专业教材精编速览

ISBN 978 - 7 - 5214 - 0581 - 1

Ⅰ . ①系⋯　Ⅱ . ①黄⋯ ②熊⋯　Ⅲ . ①系统解剖学—高等学校—教材　Ⅳ . ①R322

中国版本图书馆 CIP 数据核字（2018）第 273262 号

美术编辑　陈君杞
版式设计　诚达誉高

出版　**中国健康传媒集团** | 中国医药科技出版社
地址　北京市海淀区文慧园北路甲 22 号
邮编　100082
电话　发行：010 - 62227427　邮购：010 - 62236938
网址　www. cmstp. com
规格　889 × 1194mm ¹⁄₁₆
印张　13
字数　326 千字
版次　2018 年 12 月第 1 版
印次　2021 年 7 月第 2 次印刷
印刷　三河市百盛印装有限公司
经销　全国各地新华书店
书号　ISBN 978 - 7 - 5214 - 0581 - 1
定价　**46. 00 元**

《全国高等教育五年制临床医学专业教材精编速览》
《全国高等教育五年制临床医学专业同步习题集》

出 版 说 明

为满足全国高等教育五年制临床医学专业学生学习与复习需要，帮助医学院校学生学习、理解和记忆教材的基本内容和要点，并进行自我测试，我们组织了国内一流医学院校有丰富一线教学经验的教授级教师，以全国统一制订的教学大纲为准则，围绕临床医学教育教材的主体内容，结合他们多年的教学实践编写了《全国高等教育五年制临床医学专业精编速览》与《全国高等教育五年制临床医学专业同步习题集》两套教材辅导用书。

本教材辅导用书满足学生对专业知识结构的需求，在把握教材内容难易程度上与相关教材相呼应，编写的章节顺序安排符合教学规律，按照教案形式归纳总结，内容简洁，方便学生记忆，使学生更易掌握教材内容，更易通过考试测试。在《精编速览》中引入"重点、难点、考点""速览导引图""临床病案分析"，使学生轻松快速学习、理解和记忆教材内容与要点；《同步习题集》是使学生对学习效果进行检测，题型以选择题［A型题（最佳选择题）、B型题（共用备选答案题）、X型题（多项选择题）］、名词解释、填空题、简答题、病例分析题为主。每道题后附有答案与解析，可以自测自查，帮助学生了解命题规律与提高解题能力。

本书可供全国高等教育五年制临床医学专业本科、专科学生和参加医学研究生入学考试的考生使用，也可直接作为医学生准备执业医师考试的模拟练习用书。

中国医药科技出版社
2018 年 12 月

编 委 会

前　言

　　为了使医学生和相关专业学生更好地学习系统解剖学知识、快速地掌握学习重点和难点、高效率地理解和把握核心知识，我们编写了全国高等教育五年制临床医学专业教材精编速览以及全国高等教育五年制临床医学专业教材同步习题集。《系统解剖学》精编速览为全国高等教育五年制临床医学专业教材最新版《系统解剖学》配套辅导用书，以全国医学院校教学大纲和执业医师考试大纲为依据，精练教材内容，突出重点，减轻医学生学习负担，改变信息太多、思考太少的现状，供五年制医学生课后复习和期末备考使用，也可作为医学生准备研究生入学考试和执业医师考试的参考用书。

　　本书内容主要涉及运动系统、消化系统、呼吸系统、泌尿系统、生殖系统、内分泌系统、循环系统、感觉器和神经系统等九个系统。内容简练、重点突出、条理清晰、知识点集中，有助于学生更好更快地掌握核心知识和基本方法。

　　本书由中南大学和新疆医科大学教学经验丰富的一线教师编写，参加编写教师均具有高级职称。

　　本书的编写力求符合现代医学教育的最新理念，帮助学生在较短的时间内掌握系统解剖学课程的核心知识和基本方法。

　　书中可能存在一些疏漏和不足之处，恳请广大师生和读者批评指正。

编　者

2018 年 12 月

目 录

神 经 系 统

绪　论

重点	解剖学姿势、方位术语和轴与面。
难点	方位术语和轴与面。
考点	解剖学姿势、方位术语和轴与面。

速览导引图

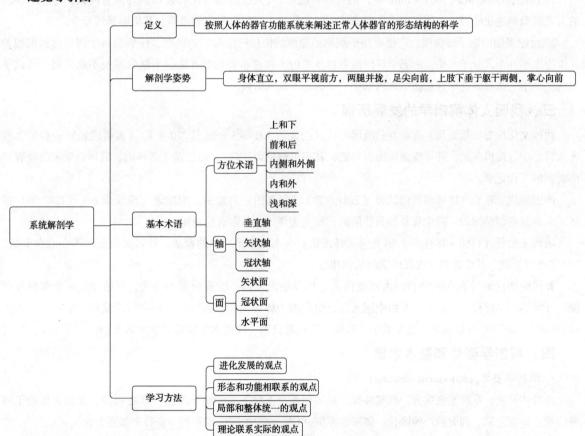

一、系统解剖学的定义

系统解剖学(systematic anatomy)是按照人体的器官功能系统来阐述正常人体器官的形态结构的科学，是医学学科中重要的一门基础课程。系统解剖学属于形态科学，是人体解剖学三大分科（系统解剖学、局部解剖学、断层解剖学）中的基础。

二、人体解剖学的发展简史

西方医学对解剖学的记载，是从古希腊名医 Hippocrates（公元前 460 年～公元前 377 年）开始的。在他的医学著作中对头骨做了正确的描述。希腊的另一位学者 Aristotle（公元前 384 年～公元前 322 年）通过动物解剖，提出心是血液循环中心，并把神经和肌腱区分开来。

西方解剖学记录较完整的论著，当推 Galen（130～201 年）的《医经》，是 16 世纪以前西方医学的权威巨著，书中有许多解剖学记载，诸如血液流动、神经分支和脑、心等器官，但因其资料主要来自动物解剖，错误较多。15～16 世纪（欧洲文艺复兴时期），比利时医生 A. Vesalius（1514～1564 年）所著的《人体构造》是一部开拓性的解剖学巨著，全书共 7 册，系统地解析了人体器官和系统的形态与构造，纠正了以往流行的一些错误论点，为医学的发展开创了新路，奠定了人体解剖学的科学基础。A. Vesalius 也被认为是现代解剖学的奠基人。

17 世纪，W. Harvey（1578～1657 年）通过动物实验研究，阐述了血液循环的原理，首次提出心血管是一套封闭的管道系统。M. Malpigi（1628～1694 年）用显微镜观察到蛙的微循环血管，证明动脉与静脉相连通，为微循环学说的建立提供了形态学基础，为组织学的发展奠定了基础。

19 世纪，C. Darwin（1809～1882 年）的《物种起源》《人类起源与性的选择》等巨著问世，建立了崭新的人类起源和进化的理论，使探索人体形态结构的工作走上了科学发展的道路，其影响延续至今。

20 世纪发明的电子显微镜，广泛应用于细胞的超微结构与三维构筑的研究，使形态科学研究达到细胞和亚细胞水平并步入分子水平。形态学科随着新技术的不断进步和创新方法的不断出现及不断发展，形成了宏观解剖学、微观解剖学和超微结构解剖学三个标志不同的阶段。

三、我国人体解剖学的发展历程

我国文化历史源远流长，远在春秋战国时代（公元前 300 年～公元前 220 年），《黄帝内经》记载了"若夫八尺之士，皮肉在此，外可度量切循而得之，其尸可解剖而试之"。可见两千多年前，我国医学家已经有尸体解剖的工作记录。

两宋时代，曾有尸体解剖的记载和《五脏六腑》《存真图》的绘制。宋慈著《洗冤集录》（1247 年）描述了大量的解剖学知识，对全身骨骼和胚胎的记载尤为详细，并附有检骨图。

清代王清任（1768～1831 年）编著《医林改错》一书，书中对脑的看法，如"灵机记性不在心在于脑""听之声归于脑"等论述都与现代医学的认识相近。

我国的现代解剖学是在 19 世纪由西欧传入之后发展起来的，随着西医的传入，开始建立医学院校和医院，开设解剖学课程，建立了一支由中国人自己组成的人体解剖学教师队伍。新中国成立后，解剖学工作者仅 80 余人，现在已发展成为一支集教学、科研、学科建设为一体的水平较高的学术队伍。

四、解剖学姿势和基本术语

1. 解剖学姿势（anatomical position）

指身体直立，双眼平视前方，两腿并拢，足尖向前，上肢下垂于躯干两侧，掌心向前。无论人体处于何种位置，如直立位、仰卧位、俯卧位、侧卧位或倒立位，均应按照标准解剖学姿势来描述方位。

2. 方位术语

（1）上（superior）和下（inferior）　近头部者为上或颅侧，近足部者为下或尾侧。

（2）前（anterior）和后（posterior）　近腹侧者为前或腹侧，近背侧者为后或背侧。

（3）内侧（medial）和外侧（lateral）　近正中矢状面者为内侧，远离者为外侧。

（4）内（internal）和外（external）　近内腔者为内，远离内腔者为外。

（5）浅（superficial）和深（profoundal）　近表面者为浅，远离表面者为深。

3. 轴和面

（1）轴：描述关节运动时的术语。

①垂直轴（vertical axis）。

②矢状轴（sagittal axis）。

③冠状轴（coronary axis）。

（2）面

①矢状面（sagittal plane）。

②冠状面（coronary plane）。

③水平面（horizontal plane）。

五、人体器官的变异和畸形

人体器官的形态和位置存在个体差异，通常将统计学上占优势的形态学现象称正常。人体解剖学所描述的器官结构均属于正常的形态结构，有些人的某些器官的形态、位置、结构、大小与正常者不完全相同，但与正常值比较接近，又不影响其生理功能称变异（variation）。若超出一般的变异范围，统计学上出现率极低甚至影响其正常生理功能者称畸形或异常（abnormal）。

六、系统解剖学的学习方法

（1）进化发展的观点。

（2）形态与功能相联系的观点。

（3）局部与整体统一的观点。

（4）理论联系实际的观点。

（黄菊芳）

运动系统

第一章 骨 学

第一节 总 论

重点	骨的构造和功能；骨的分类、化学成分和物理性质。
考点	骨的构造和功能；骨的分类、化学成分和物理性质。

速览导引图

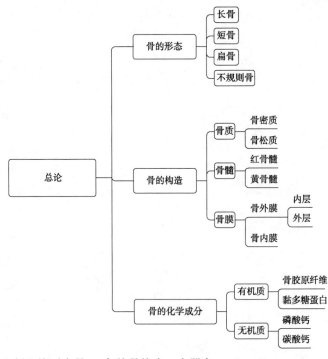

成人骨共 206 块（包括 6 块听小骨）。每块骨均为一个器官。

一、骨的形态

1. 长骨（long bone）

呈长管状，多分布于四肢，分为一体两端，体又称为<u>骨干</u>，内有<u>髓腔</u>，含骨髓，长骨的两端膨大称骺，有光滑的关节面，覆有关节软骨。

2. 短骨（short bone）

多呈立方体，大多成群分布于承受重量较多且运动灵活的部位。

3. 扁骨（flat bone）

多呈板状，分布于头颅、胸部。

4. 不规则骨（irregular bone）

形状不规则，功能多样。

二、骨的构造和功能

1. 骨质（bone substance）

为骨的主要组成部分，分为骨密质和骨松质，骨密质致密坚硬，耐压性较大分布于骨的表面，骨松质由许多片状的骨小梁交织成海绵状，骨小梁的排列方向与所承受的压力和张力方向基本一致。

2. 骨膜（periosteum）

由纤维结缔组织构成，被覆于骨外面的膜称为骨外膜，可分为内、外层。外层致密，含有许多胶原纤维束穿入骨质内，内层较疏松，有成骨细胞和破骨细胞。衬在髓腔内面和松质间隙内的膜称为骨内膜，也含有成骨细胞和破骨细胞，骨外膜内层和骨内膜具有产生新骨和破坏原骨质的功能。骨膜富有血管、神经和淋巴管，对骨的营养、再生和感觉有重要作用。

3. 骨髓（bone marrow）

充满于髓腔和骨松质内的腔隙中，分为红骨髓和黄骨髓。红骨髓有造血功能，含有大量不同发育阶段的红细胞和一些白细胞，呈红色；黄骨髓含有大量脂肪组织，呈黄色。胎儿和幼儿的骨内全部为红骨髓，在5岁以后，长骨骨髓腔内的红骨髓逐渐被脂肪组织代替而转化为黄骨髓，失去造血功能。当大量出血或长期贫血时，黄骨髓又能转化为红骨髓，恢复其造血功能。

三、骨的化学成分和物理性质

骨由有机物和无机物组成，有机物主要有骨胶原纤维和黏多糖蛋白，使骨具有韧性和弹性，无机物主要有磷酸钙和碳酸钙，使骨具有硬度。幼儿骨的有机物含量较多，因此较柔软，易发生变形；老年人的骨则与此相反，无机物含量较多，因此较脆，易发生骨折；成年人骨的有机物和无机物比例约为3:7，因而骨既有硬度，又富有弹性和韧性。

第二节　中轴骨

重点	躯干骨的组成及其功能；胸骨分部及胸骨角的意义；各部椎骨的形态结构特征及其功能特点；颅底内面三个颅窝的境界及重要结构；颅底外面观；椎骨的一般形态和结构。
难点	脑颅与面颅诸骨的名称、位置；眶的构成、形态及其孔、裂；颅的分部；颅底的外面观和内面观；新生儿颅的特征及生后变化。
考点	躯干骨的组成及其功能；胸骨分部及胸骨角意义；各部椎骨的形态结构特征及其功能特点；椎骨的一般形态和结构；脑颅与面颅诸骨的名称、位置；眶的构成、形态及其孔、裂；颅的分部；颅底内面三个颅窝的境界及重要结构；新生儿颅的特征及生后变化。

速览导引图

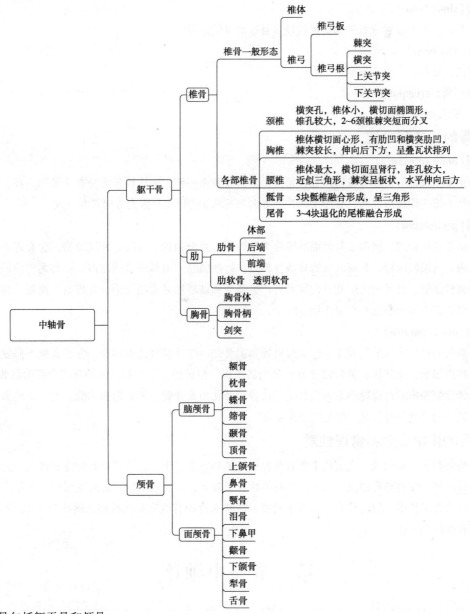

中轴骨包括躯干骨和颅骨。

一、躯干骨

躯干骨包括24块椎骨、1块骶骨、1块尾骨、1块胸骨和12对肋骨，分别参与脊柱、骨性胸廓和骨盆的构成。

（一）椎骨

幼年时，椎骨有33块，即颈椎7块、胸椎12块、腰椎5块、骶椎5块和尾椎3～4块，成年后骶椎融合成1块骶骨，尾椎则融合为1块尾骨。

1. 椎骨的一般形态

椎骨由椎体(vertebral body) 和椎弓(vertebral arch) 组成。椎体与椎弓共同围成椎孔，所有椎骨的椎孔连接成椎管，容纳脊髓。椎体呈短圆柱状，是椎骨负重的主要部分。椎弓呈弓形的骨板，由椎弓根和椎弓板构成。椎弓根是椎弓与椎体相接处的缩窄部分，其上、下缘各有一切迹，分别称为椎上切迹和椎下切迹，相邻椎骨的椎上、下切迹共同围成<u>椎间孔</u>，有脊神经和血管通过，两侧的椎弓根向后内侧扩展变宽称椎弓板。自椎弓上发出7个突起：向后方或后下方发出1个突起称<u>棘突</u>，向两侧各发出1个突起称<u>横突</u>，向上、下方各发出1对突起分别称为<u>上关节突和下关节突</u>。

2. 各部位椎骨的特征

（1）<u>胸椎</u>（thoracic vertebrae）　椎体的横切面呈心形，在椎体侧面后份的上、下缘处各有一浅凹，称为<u>上、下肋凹</u>，与肋头相关节。在横突末端的前面有呈圆形的<u>横突肋凹</u>，与肋结节相关节，胸椎的棘突较长，伸向后下方，呈叠瓦状排列。

（2）<u>颈椎</u>（cervical vertebrae）　椎体较小，横切面呈椭圆形，椎孔较大，多呈三角形，横突根部有<u>横突孔</u>，内有椎血管通过。第6颈椎横突的前结节较大称颈动脉结节，颈总动脉经其前方。当头部出血时，可向此结节压迫颈总动脉进行暂时性止血。第2～6颈椎的棘突短而分叉。第1颈椎又称为<u>寰椎</u>，呈环状，无椎体、棘突和关节突，由前、后弓和1对侧块构成。前弓较短，其后面的正中有齿突凹，与第2颈椎的齿突相关节，后弓较长，上面有椎动脉沟，侧块连接前、后弓。上面均有呈椭圆形的<u>上关节面</u>，与枕髁相关节，下面有呈圆形的<u>下关节面</u>，与第2颈椎的上关节面相关节，第2颈椎又称为<u>枢椎</u>，在椎体上方伸出的突起称<u>齿突</u>，与寰椎的齿突凹相关节。第7颈椎又称为<u>隆椎</u>，棘突特别长，末端不分叉，在体表易于触及，常作为计数椎骨序数的标志。

（3）<u>腰椎</u>（lumbar vertebrae）　椎体最大，横切面呈肾形，椎孔较大，近似呈三角形。棘突呈板状，水平伸向后方。

（4）<u>骶骨</u>（sacrum）　由5块骶椎融合形成，呈三角形，底向上，尖朝下。骶骨底的中部有呈椭圆形的粗糙面，与第5腰椎体相连接，称岬，是测量骨盆上口的重要标志。骶骨尖向下与尾骨相连，骶骨的盆面光滑凹陷中部有4条横线，是骶椎椎体融合的痕迹，横线的两端有4对<u>骶前孔</u>，骶骨的背侧面粗糙隆凸，正中线上的骶椎棘突融合形成<u>骶正中嵴</u>，其外侧有4对<u>骶后孔</u>。骶前孔和骶后孔均通入骶管，分别有骶神经的前、后支通过。骶管向上与椎管连续，向下开口于<u>骶管裂孔</u>，在裂孔两侧有向下突出的<u>骶角</u>，临床上进行骶管麻醉时，常以骶角作为确定骶管裂孔的标志。骶骨侧部的上份有<u>耳状面</u>，与髋骨的耳状面相关节。

（5）<u>尾骨</u>（coccyx）　由3～4块退化的尾椎融合形成，向上连接骶骨，下端游离。

（二）肋

<u>肋</u>（ribs）包括肋骨和肋软骨两部分。

1. 肋骨（costal bone）

为细长而呈弓状的扁骨，共12对，每一肋骨可分为中部的体和前、后端，后端膨大称<u>肋头</u>，有关节面与胸椎的上、下肋凹相关节，肋头外侧较细部称为<u>肋颈</u>，其外侧多数有突出的肋结节，有关节面与胸椎横突肋凹相关节，肋体扁而长，分为内、外面和上、下缘，内面靠近下缘处有肋沟，肋体的后份急转处称<u>肋角</u>，肋骨的前端连接肋软骨。

2. 肋软骨（costal cartilage）

为透明软骨，终生不骨化，连接于各肋骨的前端。

（三）胸骨

<u>胸骨</u>（sternum）位于胸前壁的正中，自上而下分为<u>胸骨柄</u>、<u>胸骨体</u>和剑突3部分，胸骨柄上宽下窄，上缘的中份为<u>颈静脉切迹</u>（jugular notch），两侧为<u>锁切迹</u>。胸骨柄与胸骨体连结处形成微向前突的隆起称为<u>胸骨角</u>（sternal angle），可在体表扪到，两侧平对第2肋，可作为计数肋的重要标志。胸骨体呈长方形的骨板，侧缘连接第2～7肋软骨，剑突连接于胸骨体的下端，末端游离，在体表可扪及。

二、颅骨

颅骨23块（不包括中耳内的3对听小骨），其形状和大小不同，借连结形成颅，可分为脑颅骨和面颅骨。

（一）脑颅骨

脑颅骨位于颅的后上部，共 8 块，围成颅腔，包括不成对的额骨、枕骨、蝶骨、筛骨和成对的颞骨、顶骨。

1. 额骨（frontal bone）

位于颅的前上方，分为额鳞、眶部和鼻部三部分，构成颅盖和颅底的前部，额骨前下部内有含气腔，称额窦。

2. 枕骨（occipital bone）

位于颅的后下部，其前下部有枕骨大孔，此孔的前部为基底部，后部为枕鳞，两侧为侧部。枕骨大孔两侧有呈椭圆形枕髁，后上方有隆起的枕外隆凸。

3. 蝶骨（sphenoid bone）

位于颅底的中央，嵌于颅底诸骨之间，可分为蝶骨体、大翼、小翼和翼突 4 部分。蝶骨体居中央，其上面的凹陷称垂体窝，内有 1 含气腔称蝶窦，大翼为起自蝶骨体向两侧平伸略翘向上方的骨片，其根部自前内侧向后外侧可见圆孔、卵圆孔和棘孔。小翼是自蝶骨体前上方向外侧伸出的 1 对三角形骨片，与蝶骨体的交界处可见视神经管与蝶骨大翼之间的不规则状裂隙为眶上裂，自蝶骨体与大翼交界处垂向下方形成 1 对翼突，其根部有呈矢状位的翼管。

4. 筛骨（ethmoid bone）

从前面观呈"巾"字形，位于蝶骨的前方和两眶之间，呈水平位的中间骨板为筛板，其上有多个筛孔，分隔颅腔与鼻腔，筛板正中向下延伸的正中矢状位骨板称垂直板，参与构成骨性鼻中隔。筛骨迷路位于垂直板两侧，由菲薄的骨片围成许多含气小腔为筛小房，又称为筛窦。筛骨迷路内侧壁上有上、下 2 个弯曲的骨片，分别称为上鼻甲和中鼻甲。

5. 颞骨（temporal bone）

居颅腔的侧壁，介于顶骨、蝶骨和枕骨之间，以外耳门为中心分为 3 部分，即位于外耳门前上方的鳞部，其前缘的横行突起为关节结节，围绕外耳门前下部的鼓部，在外耳门内侧伸向前内侧的岩部，其后面的中央部可见内耳门。岩部后下方的向下突起称乳突，其前内侧的细长骨突称茎突，岩部下面的后外侧与鼓部之间的裂隙称岩鼓裂。

6. 顶骨（parietal bone）

位于颅盖的中部，多呈四边形，为外凸内凹的扁骨。

（二）面颅骨

面颅骨位于颅的前下部，共 15 块，包括成对的上颌骨、鼻骨、泪骨、腭骨、下鼻甲、颧骨和不成对的下颌骨、犁骨、舌骨，构成面部的支架。

1. 上颌骨（maxilla）

呈不规则状，位于面颅中央，左右各一，参与构成鼻腔外侧壁、口腔顶和眶下壁的大部分。上颌骨的中部为上颌体，其前面的上份有眶下孔，上颌体内含较大的空腔称上颌窦，自上颌体发出额突、颧突、牙槽突和腭突。

2. 鼻骨（nasal bone）

位于鼻背，呈长条形的小骨片，构成鼻背的基础。

3. 泪骨（lacrimal bone）

位于眶腔内侧壁的前部，为菲薄的小骨片。

4. 腭骨（palatine bone）

呈"L"字形，位于上颌骨的后方，分为水平板和垂直板，分别构成骨腭的后份和骨性鼻腔外侧壁的后份。

5. 下鼻甲（inferior nasal concha）

为薄而卷曲的小骨片，附着于骨性鼻腔下部的外侧壁上。

6. 颧骨(zygomatic bone)

位于眶的外下方，形成面颊部的骨性突起。

7. 下颌骨(mandible)

位于面部的前下份，可分为一体两支。下颌体呈弓形凸向前，其上缘为牙槽弓，容纳下颌各牙根，下缘坚厚而圆钝，构成下颌底，下颌体的外面正中下份有凸向前的颏隆凸，下颌体的前外侧面上，平对第2前磨牙根的下方有颏孔，下颌体内面近正中线处的颗粒状小突起称颏棘。自下颌体向后上方伸出的一对下颌支，下颌支的末端有两个突起，即前方的冠突和后方的髁突，两突之间的凹陷为下颌切迹，髁突的上端膨大为下颌头，与颞骨的下颌窝构成颞下颌关节，下颌头下方的缩细部分称下颌颈，下颌支内面的中央有下颌孔，经下颌骨内的下颌管通颏孔，下颌支的后缘与下颌底相交成下颌角，下颌支后下方的内、外面粗糙，分别称为翼肌粗隆和咬肌粗隆。

8. 犁骨(vomer)

位于鼻腔正中的斜方形骨板，组成鼻中隔的后下份。

9. 舌骨(hyoid bone)

位于下颌骨的下后方，喉的上方，呈马蹄铁形，分为中央部的舌骨体，自体的两端伸出大角和小角。

(三) 颅的整体观

1. 颅的顶面观

颅顶呈卵圆形，前窄后宽，各骨间以缝相连结，形成3条缝，前方的额骨与两侧顶骨之间为冠状缝(coronal suture)，顶骨间的缝为矢状缝(sagittal suture)，左、右顶骨与枕骨之间为"人"字缝(lambdoid suture)，顶骨中央部最隆凸处称为顶结节。

2. 颅的后面观

枕骨中央部的隆起称为枕外隆凸(external occipital protuberance)，由隆凸向两侧延伸至颞骨乳突的弓形骨嵴为上项线。

3. 颅底内面观

颅腔内的脑底面位置高低不平，由前向后分为颅前窝、颅中窝和颅后窝。

(1) 颅前窝(anterior cranial fossa) 由额骨、筛骨的筛板和蝶骨小翼构成，以蝶骨小翼后缘与颅中窝分界，筛板的正中有呈矢状位的鸡冠，筛板上的筛孔有嗅神经通过，由于此窝的额骨部分和筛板的骨质菲薄，故易发生骨折。

(2) 颅中窝(middle cranial fossa) 由蝶骨体和大翼、颞骨的岩部和鳞部以及顶骨的前下部构成，以颞骨岩部上缘和鞍背为界与颅后窝相隔，蝶骨体上面正中有一容纳垂体的凹陷称垂体窝，其前方有交叉前沟，借视神经管通入眶，垂体窝两侧有颈动脉沟，在后方的破裂孔处续于颈动脉管内口，颈动脉沟的前外侧有蝶骨大、小翼之间的眶上裂，向前通入眶。

在蝶骨大翼根部，自前内侧向后外侧依次排列有圆孔、卵圆孔和棘孔，由棘孔向外侧形成脑膜中动脉沟，颞骨岩部尖端处有三叉神经压迹，其后外侧的圆形隆起为弓状隆起，弓状隆起与颞骨鳞部之间的薄骨板称鼓室盖，构成中耳鼓室的上壁。

(3) 颅后窝(posterior cranial fossa) 以枕骨和颞骨岩部后面为主构成的最深最大的窝。其中央最低处有枕骨大孔，孔的前方有斜向上前方的斜面称斜坡，孔的前外侧部有一骨管为舌下神经管，枕骨大孔后上方的"十"字形隆起称为枕内隆凸，由此向上延续为上矢状窦沟，向外侧延伸形成横窦沟，继而向下前内侧弯曲为乙状窦沟，末端续于颈静脉孔，颞骨岩部后面中央处的一较大孔称内耳门。

4. 颅底外面观

颅底外面高低不平，有许多神经和血管通过的孔裂。前部中央有骨腭，其后方为鼻后孔，骨腭周缘向下的弓状隆起形成牙槽弓，前部正中有切牙孔，后外侧有腭大孔，鼻后孔的两侧有翼突，在翼突根部的后外侧可见卵圆孔和棘孔及其后方的破裂孔。颅底外面后部正中有枕骨大孔，其两侧隆起的椭圆形关节面为枕髁，与寰椎的上关节面形成寰枕关节。枕髁的前外上方可见舌下神经管，其前外侧有大而不规则状的颈静脉孔，在此孔前方有呈卵圆形的颈动脉管外口，经颈动脉管连续于颈动脉管内口。在乳突前内侧有一伸向下方的细长突起，称茎突。茎突根部与乳突之间的孔为茎乳孔，面神经由此孔出颅腔。茎突前外侧有下颌窝，与下颌头形成关节，其前缘隆起形成关节结节。

5. 颅的前面观

颅前面的中部有梨状孔，向后连通骨性鼻腔，其上外侧为容纳视器的眶，下方为由上颌骨、腭骨和下颌骨围成的骨性口腔。

（1）骨性鼻腔（bony nasal cavity）　介于左、右眶和上颌骨之间，其顶借筛板与颅腔相邻，底以骨腭与口腔相隔，向前开口于梨状孔，向后通鼻后孔，骨性鼻腔的内侧壁为由犁骨和筛骨垂直板构成的骨性鼻中隔，外侧壁上有上、中、下3个向下卷曲的骨片，分别称为上鼻甲、中鼻甲和下鼻甲。各鼻甲下方的鼻道称为上鼻道、中鼻道和下鼻道。上鼻甲后上方与蝶骨体之间的浅窝称为蝶筛隐窝。

（2）鼻旁窦（paranasal sinuses）　位于骨性鼻腔周围的骨内，有4对含气空腔，具有减轻颅骨重量和发音共鸣的作用。

额窦（frontal sinus）　位于额骨内，眉弓的深处，左右各一，底向下，尖向上，呈三棱锥体形。额窦大小不一，多有中隔，常偏向一侧。额窦口位于窦底部，开口于中鼻道。

蝶窦（sphenoidal sinus）　位于蝶骨体内，被窦中隔分为左、右腔，容量平均7.5 ml，窦口直径2～3 mm，开口于蝶筛隐窝。

筛窦（ethmoidal sinus）　由大小不一、排列不规则的小气房组成。位于鼻腔外侧壁上方与两眶之间的筛骨迷路。筛窦可分为前筛窦、中筛窦和后筛窦。前筛窦、中筛窦开口于中鼻道。后筛窦开口较小，开口于上鼻道。后筛窦与视神经管相毗邻，若发生感染可向周围蔓延，引起视神经炎。

上颌窦（maxillary sinus）　位于上颌体内，成人的上颌窦高33 mm、宽23 mm、长34 mm。容量约为14 ml。呈三角锥体形，有5个壁。前壁为上颌体前面的尖牙窝，骨质较薄。后壁与翼腭窝相毗邻。上壁为眶下壁。底壁即上颌骨的牙槽突，常低于鼻腔，与上颌第2前磨牙和第1、2磨牙根部相邻近，只相隔一层很薄的骨质，甚至牙根直接埋藏于上颌窦黏膜的深面，故牙根的感染极易侵入上颌窦内。上颌窦的内侧壁即鼻腔的外侧壁，由中鼻道和大部分下鼻道构成。上颌窦开口于中鼻道的半月裂孔，上颌窦因窦口位置高于窦底，发生炎症后，分泌物不易排出，故上颌窦炎易转化为慢性。

（3）眶（orbit）　呈尖向后内侧、底朝前外侧的四棱锥体形，尖附近有视神经管，与颅中窝相通，底的上、下缘分别称为眶上缘和眶下缘，在眶上缘内、中1/3交界处有眶上切迹或眶上孔。眶下缘中份下方有眶下孔，上壁前外侧的泪腺窝容纳泪腺。上壁与外侧壁之间后方的裂隙为眶上裂，下壁与外侧壁之间的交界处后份有眶下裂，在下壁上有走向前方的眶下沟，其前端贯穿骨质形成眶下管，开口于眶下孔，内侧壁前下份有泪囊窝，向下经鼻泪管通向下鼻道。

6. 颅的侧面观

在此面可见颞骨乳突前方的外耳门，外耳门的前上方有颞骨伸向颧骨的突起与颧骨体伸向颞骨的突起形成颧弓。以颧弓为界，分为颞窝和颞下窝，在颞窝底的前下部，有额骨、顶骨、颞骨、蝶骨会合处呈"H"形的缝，称翼点（pterion），其内面紧邻脑膜中动脉前支，若此处骨折，易使血管受损，引起颅腔内出血。颞下窝内侧壁的上颌骨与蝶骨翼突之间为翼上颌裂。向内侧通入深部的翼腭窝（pterygopalatine fossa），翼腭窝是上颌体、蝶骨翼突和腭骨之间的窄腔隙，深藏于颞下窝内侧。此窝经裂孔或骨性管道分别与颅腔、眶腔、鼻腔和口腔相交通；向外侧通颞下窝；向前借眶下裂通眶；向内侧借腭骨与蝶骨围成的蝶腭孔通鼻腔；向后借圆孔通颅中窝，借翼管通颅底外面，向下移行于腭大、小管，继而经腭大、小孔通口腔。

（四）新生儿颅的特征

在胎儿时期，由于脑和感觉器官的发育早于上、下颌骨等咀嚼器官和呼吸器官，致使新生儿的脑颅明显大于面颅，比例约为8∶1，成年人约为4∶1，新生儿颅的额结节、顶结节和枕鳞均为骨化的中心部位，发育较明显，故颅顶面多呈五角形，脑颅骨尚未完全发育，骨与骨之间的间隙较大，被结缔组织膜所封闭，称颅囟（cranial fontanels）。最大的囟位于矢状缝与冠状缝相交处称前囟（anterior fontanel），于生后1~2岁闭合，常将其作为婴儿发育的标志和颅腔内压变化的测试处，在矢状缝与人字缝相接处呈三角形的颅囟称为后囟（posterior fontanel），于出生后不久闭合。

第三节 附 肢 骨

重点	上肢骨的组成、分部、排列及其功能；锁骨与肩胛骨的位置和形态；肱骨、尺骨、桡骨的位置与形态特点；下肢骨的组成、分部、排列及其功能；髋骨的位置、组成、形态；股骨、胫骨、腓骨、髌骨的位置与形态。
难点	腕骨、掌骨和指骨的名称、位置和排列；跗骨、跖骨和趾骨的位置与排列。
考点	上肢骨的组成、分部、排列及其功能；腕骨、掌骨和指骨的名称、位置和排列；锁骨与肩胛骨的位置和形态；肱骨、尺骨、桡骨的位置与形态特点；下肢骨的组成、分部、排列及其功能；跗骨的名称、位置与排列；跖骨、趾骨的位置与排列；髋骨的位置、组成、形态；股骨、胫骨、腓骨、髌骨的位置与形态。

速览导引图

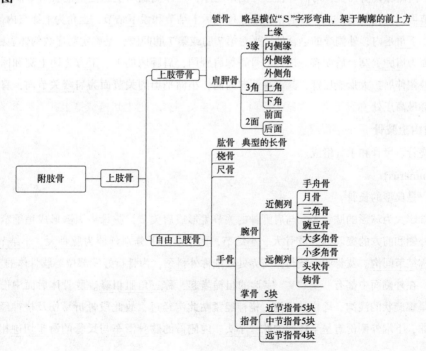

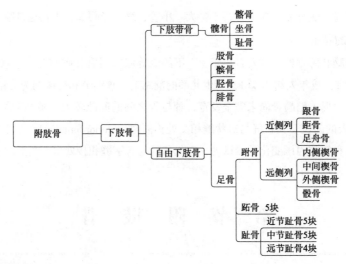

附肢骨包括上肢骨和下肢骨，由肢带骨和自由骨组成。

一、上肢骨

上肢骨每侧有 32 块，由上肢带骨和自由上肢骨两部分组成。

（一）上肢带骨

1. 锁骨（clavicle）

略呈横位 "S" 字形弯曲，架于胸廓的前上方，全长可在体表触摸到，内侧 2/3 凸向前呈三棱形，外侧 1/3 凸向后呈扁平状。由于锁骨的外、中 1/3 交界处较细，故此处易发生骨折。锁骨内侧端粗大称为胸骨端，外侧端扁平称肩峰端。

2. 肩胛骨（scapula）

呈三角形的扁骨，贴附着于胸廓后外侧上份的第 2～7 肋骨间，分为 3 缘、3 角和 2 面。

肩胛骨的上缘薄而短，靠近外侧份有一小切迹，称肩胛切迹。自切迹外侧有向前弯曲的喙突，外侧缘肥厚，邻近腋窝，内侧缘锐薄而长，对向脊柱，外侧角肥厚，是外侧缘与上缘之间的会合处。有朝向外侧的梨形关节面称关节盂，在关节盂上、下方的粗糙隆起称孟上结节和孟下结节，上角为上缘与内侧缘的会合处，平对第 2 肋骨，下角是内、外侧缘的会合处，平对第 7 肋或第 7 肋间隙，是确定肋序数的体表标志之一。

肩胛骨前面为肩胛下窝，后面有一横行的骨嵴称肩胛冈，肩胛冈的上、下方为冈上窝和冈下窝，肩胛冈的外侧端向前外侧伸展扩大形成肩峰，其末端朝向内侧，小而平坦的关节面为肩峰关节面，肩峰位于肩关节的上方，为肩部最高点处。

（二）自由上肢骨

由肱骨、桡骨、尺骨和手骨组成。

1. 肱骨（humerus）

位于臂部，是典型的长骨。

肱骨的上端膨大为球形的肱骨头，与肩胛骨的关节盂形成肩关节，肱骨头周围形成稍缩窄的环形沟称解剖颈。在上端外侧和前方的突起称为肱骨大、小结节，两结节向下分别延伸为肱骨大、小结节嵴，2 个结节之间有一纵沟称结节间沟。肱骨的上端与体交界处较细称外科颈，为骨折好发部位。肱骨体的上部呈圆柱状，下部为三棱形，在外侧面中部有一呈 "V" 字形的粗糙隆起，称三角肌粗隆。肱骨体后面中份有一自内上方斜向外下方略呈螺旋状的浅沟，称桡神经沟，桡神经紧贴此沟经过，故此段骨折易伤及桡神经。下端前后略扁，向前略弯曲，下端外侧份有呈半球形的肱骨小头。内侧份的肱骨滑车与尺骨的滑车切迹相关节，肱骨小头与滑车上方各有桡窝和冠突窝，滑车后面上方的深窝为鹰嘴窝，肱骨下端内、外侧的突起称为内上髁和外上髁，内上髁后下方的浅沟称尺神经沟，有尺神经经过。

2. 桡骨（radius）

位于前臂外侧的长骨，分为一体两端。上端较下端细小，其顶端稍膨大，称桡骨头，其上面的关节凹与肱骨小头相关节。桡骨头周围的环状关节面与尺骨桡切迹形成桡尺近侧关节。桡骨头下方缩细的部分称桡骨颈，桡骨体内侧缘为锐薄的骨间缘，桡骨体上份的前内侧处有呈卵圆形隆起的桡骨粗隆，下端略弯向前，左右较宽，其外侧向下突出部分称桡骨茎突，下端内侧关节面称尺切迹。下方的腕关节面与腕骨相关节。桡骨下端突然变宽，且骨松质较多，故此处易发生骨折。

3. 尺骨（ulna）

位于前臂内侧的长骨，分为一体两端，上端粗大，下端较小。上端的前面有呈半月形凹陷的滑车切迹。在切迹的前下方和后上方各有冠突和鹰嘴，在冠突外侧有一小关节面为桡切迹。冠突前下方的粗糙隆起称尺骨粗隆。尺骨体的上部较粗，下部较细且呈圆柱状，外侧缘锐薄，与桡骨的骨间缘相对，亦称骨间缘。下端为尺骨头，尺骨头的后内侧有尺骨茎突，较桡骨茎突高约 1 cm。

4. 手骨

包括腕骨 8 块、掌骨 5 块和指骨 14 块。

（1）腕骨（carpal bones） 属于短骨，排成近、远侧列。由外侧向内侧，近侧列依次为手舟骨、月骨、三角骨和豌豆骨，远侧列为大多角骨、小多角骨、头状骨和钩骨。8 块腕骨并列，背侧面凸隆，掌侧面凹陷形成沟，称为腕骨沟。

（2）掌骨（metacarpal bones） 属于长骨，自桡侧向尺侧依次为第 1～5 掌骨，掌骨的上端为掌骨底，中部为掌骨体，下端为掌骨头，掌骨头与近节指骨间形成掌指关节。

（3）指骨（phalanges of finers） 属于长骨，拇指有 2 节指骨，其余各指均为 3 节，自上向下依次为近节指骨、中节指骨和远节指骨，每节指骨均分为指骨底、指骨体和指骨头 3 部分。

二、下肢骨

每侧有 31 块，由下肢带骨和自由下肢骨两部分组成。

（一）下肢带骨

髋骨（hip bone）：为不规则骨，由髂骨、坐骨和耻骨融合而成，3 块骨在幼年时借透明软骨结合，约 16 岁后软骨逐渐骨化，且互相融合形成髋骨，髋骨外面中央的圆形深窝称髋臼，为 3 块骨体的会合之处。髋臼内的半月形关节面为月状面，与股骨头相关节。窝的中央未形成关节面的部分称为髋臼窝，其下缘缺口处称髋臼切迹。髋臼下方有闭孔，由耻骨和坐骨围成，有闭孔膜封闭。

1. 髂骨（ilium）

位于髋骨的后上部，分为肥厚粗壮的髂骨体和扁阔的髂骨翼两部分，髂骨体构成髋臼的上 2/5，对承受上半身体重起重要作用。髂骨翼位于体的上方，上缘肥厚，略呈长"S"字形称髂嵴。其前、中 1/3 交界处的向外突起为髂结节是重要的体表标志，髂嵴的前、后端分别称髂前上棘和髂后上棘。二者下方各有一骨突分别称髂前下棘和髂后下棘，髂骨翼内面的前部光滑稍凹陷称为髂窝，其后部粗糙，前下份呈耳状的关节面称耳状面，后上份称髂粗隆，在髂窝下界自耳状面下缘斜行向前下方的隆起称弓状线。

2. 坐骨（ischium）

位于髋骨的后下部，分为坐骨体和坐骨支。坐骨体粗壮，构成髋臼的后下 2/5，由体向后下方伸出的突起为坐骨支，其下端后下份的肥厚粗大处称坐骨结节，是髋骨的最低处。在髂后下棘与坐骨结节之间有 2 个切迹和 1 个突起，上方大而深的切迹称坐骨大切迹，在男性窄而深，女性则宽而浅，下方小而浅的切迹称为坐骨小切迹，二者之间呈三角形的突起称坐骨棘，坐骨结节向前内侧变细而延伸，其末端与耻骨下支相结合。

3. 耻骨（pubis）

位于髋骨的前下部，分为耻骨体和耻骨上、下支，耻骨体构成髋臼的前下 1/5，耻骨体与髂骨体结合处的上面呈粗糙稍凸称髂耻隆起，由体向前内侧延伸为耻骨上支，其上缘锐薄为耻骨梳，经髂耻隆起向后方与弓状线相续，耻骨梳前端的圆形隆起称耻骨结节。耻骨结节向内侧延伸至前正中线的骨嵴称耻骨嵴，耻骨上支末端急转向下后方延续为耻骨下支，末端与坐骨支相接，上、下支移行处的内侧有一长圆形粗糙面称耻骨联合面。

（二）自由下肢骨

由股骨、髌骨、胫骨、腓骨和足骨组成。

1. 股骨（femur）

位于股部，为全身最长最粗壮的长骨，全长约占身高的 1/4，分为一体两端，上端有一朝向内前上方呈半球形的股骨头，与髋臼的月状面形成髋关节，股骨头的中央稍下方有一小凹称股骨头凹，股骨头的外下方缩细部分为股骨颈，在股骨颈与体交界处上外侧的粗糙方形隆起为大转子，内下方向后内侧突起称小转子，在大、小转子之间，股骨后方的隆起称转子间嵴，前方者为转子间线。

股骨体呈弓状略凸向前，上部呈圆柱状，中部呈三棱柱形，下部前后略扁，在体后方呈纵行的骨嵴称粗线。

下端略向后弯曲成 2 个向下后方的膨大称为内侧髁和外侧髁。二者之间为髁间窝，两髁的关节面在前面会合形成髌面。内、外侧髁的侧面最突起处分别为内上髁和外上髁。在内上髁上方的三角形突起称收肌结节。

2. 髌骨（patella）

位于膝关节前方的股四头肌腱内，是全身最大的籽骨，略呈三角形，上宽为髌底，下尖为髌尖，前面粗糙，后面为与股骨髌面相关节的关节面。

3. 胫骨（tibia）

位于小腿内侧，分为一体两端，对支撑体重起重要作用。上端膨大，向两侧突出并稍向后倾，形成内侧髁和外侧髁，二者上面各有一上关节面，两面之间有一向上的髁间隆起。外侧髁后外侧的一小关节面称腓关节面，与腓骨头相关节，胫骨体的前缘上端处，有一呈"V"字形的粗隆，称胫骨粗隆，体的外侧缘为骨间缘，体后面上部自外上斜向内下方的粗线称比目鱼肌线，下端的下面为下关节面，内侧有伸向下方的突起，称内踝，外侧凹陷形成腓切迹。

4. 腓骨（fibula）

位于小腿的外侧，分为一体两端，上端稍膨大称腓骨头，下方缩窄为腓骨颈，腓骨体的内侧锐利形成骨间缘，与胫骨骨间缘相对，下端的膨大部称外踝，其内侧面有外踝关节面。

5. 足骨

由 7 块跗骨、5 块跖骨和 14 块趾骨组成。

（1）跗骨（tarsal bones）　属于短骨，排成近、远侧列。近侧列有跟骨、距骨和足舟骨；远侧列自内侧向外侧依次为内侧楔骨、中间楔骨、外侧楔骨和骰骨。

（2）跖骨（metatarsal bones）　自内侧向外侧依次为第 1~5 跖骨，每块跖骨均分为后端的跖骨底、中部的跖骨体和前端的跖骨头 3 部分，跖骨底分别与 3 块楔骨和骰骨相关节。

（3）趾骨（phalanges of toes）　除踇趾为 2 节外，其余各趾均为 3 节，分别为近节趾骨、中节趾骨和远节趾骨。

临床病案分析

某男，40岁，因硬物击伤头部侧方，1小时后出现头痛、呕吐加剧、躁动不安等症状就医。CT显示硬膜外血肿。

思考：根据骨学解剖知识分析上述临床表现的原因。

解析：此患者颅内的硬膜外血肿是由于脑膜中动脉破裂所致。在颞窝内侧面的前下部有额骨、顶骨、颞骨和蝶骨大翼相交而成的"H"形缝称为翼点，此区域骨质薄弱，其内表面有脑膜中动脉的前支通过。此患者很可能是由于此区域骨折时，损伤了该血管引起颅内出血，形成硬膜外血肿，压迫脑组织，产生神经系统症状。

（中南大学 黄菊芳）

第二章 关 节 学

第一节 总 论

速览导引图

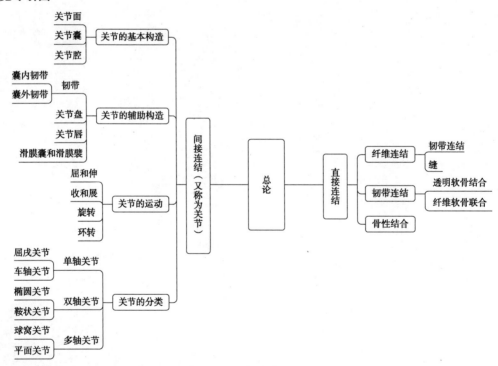

骨与骨之间的连结装置为骨连结，可分为直接连结和间接连结。

一、直接连结

直接连结较牢固，不活动或有少许活动。

（一）纤维连结

两骨之间以纤维结缔组织相连结。

1. 韧带连结（syndesmosis）

连接两骨的纤维结缔组织呈条索状或膜板状。

2. 缝（suture）

两骨间借少量纤维结缔组织相连。

（二） 软骨连结

两骨之间以软骨相连结。

1. 透明软骨结合（synchondrosis）

两骨之间以透明软骨相连结。

2. 纤维软骨联合（symphysis）

两骨之间以纤维软骨相连结。

（三） 骨性连结

两骨之间以骨组织相连结，常由缝或透明软骨结合骨化形成。

二、间接连结

间接连结又称为关节或滑膜关节，由2块或2块以上骨构成，相对骨面间互相分离，借其周围的结缔组织相连结，一般具有较大的活动性。

（一） 关节的基本构造

1. 关节面（articular surface）

每一关节至少包括两个关节面，一般为一凸一凹。凸者称为关节头，凹者称为关节窝。关节面上被覆有关节软骨，使关节面变得更加光滑，减少关节面之间的摩擦，缓冲震荡和冲击。

2. 关节囊（articular capsule）

附着于关节的周围的纤维结缔组织囊，附着于关节的周围，封闭关节腔。分两层：纤维膜和滑膜。纤维膜由致密纤维结缔组织构成，厚而坚韧，含有丰富的血管和神经。滑膜由疏松纤维结缔组织膜构成，衬贴于纤维膜的内面，其边缘附着于关节软骨的周缘，包被关节内除关节软骨、关节唇和关节盘以外的所有结构。滑膜能产生滑液，滑液不仅能增加润滑，也是关节软骨、半月板等新陈代谢的重要媒介。

3. 关节腔（articular cavity）

关节囊滑膜层和关节软骨共同围成的密闭腔隙，含有少量滑液，为负压，对维持关节的稳固性有一定作用。

（二） 关节的辅助结构

关节除具备上述基本结构外，部分关节，还形成了一些特殊的辅助结构，对增加关节的灵活性或稳固性均有重要的作用。

1. 韧带（ligament）

致密纤维结缔组织束，有加强关节的稳固性或限制其过度运动的作用。位于关节囊外的称囊外韧带，位于关节囊内的称囊内韧带。

2. 关节盘（articular disc）

圆盘状，将关节腔分为两部，中部稍薄，周缘略厚。有的关节盘呈半月形，称半月板，减少冲击和震荡，增加关节运动的形式及范围。

3. 关节唇（articular labrum）

加深关节窝，增大关节稳固性。

4. 滑膜襞和滑膜囊(synovial fold and synovial bursa)

滑膜襞是滑膜重叠卷折并突入关节腔内而形成的结构,内有脂肪组织,形成滑膜脂垫,可起调节或填充关节腔作用,同时有利于滑液的分泌和吸收。滑膜囊是滑膜从关节囊纤维膜的薄弱或缺如处做囊状膨出,可减少骨骼肌活动时与骨面之间的摩擦。

(三)关节的运动

关节面的形态、运动轴的数量及位置决定了运动的形式及范围。

1. 屈和伸(flexion and extension)

沿冠状轴进行的运动,运动时构成关节的两骨之间的角度变小称为屈,反之为伸。较为特殊的踝关节,足尖上抬,足背向小腿前面靠拢为踝关节的伸,习惯上称之为背屈,足尖下垂为踝关节的屈,习惯上称为跖屈。拇指腕掌关节的屈伸是围绕矢状轴进行。

2. 收和展(adduction and abduction)

沿矢状轴行的运动,运动时骨向正中矢状面靠拢称为收,反之为展。对于手指和足趾的收展,则人为地规定以中指和第2趾为中轴的靠拢或散开的运动,而拇指的收展是围绕冠状轴进行,拇指向示指靠拢称为收,远离示指称为展。

3. 旋转(rotation)

沿垂直轴进行的运动,骨向前内侧旋转,称旋内,向后外侧旋转称旋外。在前臂的运动,则是围绕桡骨头中心至尺骨茎突基底部的轴线旋转,将手背转向前方的运动称旋前,将手背转向后方的运动称旋后。

4. 环转(circumduction)

骨上端在原位转动,下端则做圆周运动。环转运动实际上是屈、展、伸、收依次结合的连续动作。

(四)关节的分类

关节有多种分类方法。按照构成关节的骨的数目分为单关节和复关节,按照一个或多个关节同时运动的方式分为单动关节和联动关节,常用的关节分类则按照关节运动轴的数目和关节面的形态分为以下3类。

1. 单轴关节

只能绕1个运动轴做1组运动。

(1)屈戍关节(hinge joint) 又称为滑车关节,一骨关节头呈滑车状,另一骨有相应的关节窝,常只能绕冠状轴做屈伸运动。

(2)车轴关节(trochoid joint) 由圆柱状的关节头与凹面状的关节窝构成,关节窝常由骨和韧带连成环,可沿垂直轴做旋转运动。

2. 双轴关节

能绕2个互相垂直的运动轴进行2组运动,也可进行环转运动。

(1)椭圆关节(ellispsoidal joint) 关节头呈椭圆形凸面,关节窝呈相应椭圆形凹面,可做屈、伸、收、展和环转运动。

(2)鞍状关节(sellar joint) 两骨的关节面均呈鞍状,互为关节头和关节窝,可做屈、伸、收、展和环转运动。

3. 多轴关节

可做多方向的运动。

(1)球窝关节(ball－and－socket joint) 关节头较大,呈球形,可做屈、伸、收、展、旋内、旋外和环转。

(2)平面关节(plane joint) 两骨的关节面均较平坦而光滑,但仍有一定的弯曲或弧度,可做多轴性的滑动或转动。

第二节 中轴骨连结

> | 重点 | 椎间盘的形态结构和功能意义；脊柱的生理弯曲。 |
> | 难点 | 颞下颌关节的结构和运动特点；骨盆的组成、界线及性别差异；骶结节韧带、骶棘韧带与坐骨大、小孔的关系。 |
> | 考点 | 椎间盘的形态结构和功能意义；脊柱的生理弯曲；颞下颌关节的结构和运动特点；骨盆的组成、界线及性别差异。 |

速览导引图

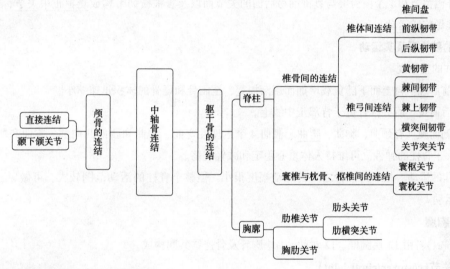

中轴骨连结包括颅骨和躯干骨的连结。

一、躯干骨的连结

（一）脊柱

由 24 块椎骨、1 块骶骨和 1 块尾骨借骨连结形成。

1. 椎骨间的连结

（1）椎体间连结

① 椎间盘（intervertebral disc）：连结相邻 2 个椎体的**纤维软骨盘**，中央部为**髓核**，是柔软而富有弹性的胶状物质。周围部为**纤维环**，由多层纤维软骨环按照同心圆排列组成，富于坚韧性，牢固连结各椎体的上、下面，保护髓核，并限制髓核向周围膨出。椎间盘既坚韧又富有弹性，可缓冲外力对脊柱的震动和增加脊柱的运动幅度。

② 前纵韧带（anterior longitudinal ligament）：是椎体前方延伸的一束坚固的纤维束，宽而坚韧。上方起自枕骨大孔前缘，向下到达第 1 或第 2 骶椎椎体，防止脊柱过度后伸和椎间盘向前脱出。

③ 后纵韧带（posterior longitudinal ligament）：位于椎管内的椎体后面，窄而坚韧，起自枢椎，向下到达骶管，限制脊柱过度前屈。

（2）椎弓间的连结（包括椎弓板和各突起之间的连结）

① 黄韧带(ligamenta flava)：位于椎管内，连结相邻 2 个椎弓板，由黄色弹性纤维构成，协助围成椎管，可限制脊柱过度前屈。

② 棘间韧带(interspinal ligament)：连结相邻棘突间的薄层纤维，附着于棘突根部至棘突尖。

③ 棘上韧带(supraspinal ligament)：连结胸椎、腰椎、骶椎各棘突尖之间的纵行韧带，限制脊柱过度前屈。在颈部从颈椎棘突尖向后扩展成三角形板状的弹性膜层称项韧带。

④ 横突间韧带(intertransverse ligament)：位于相邻椎骨横突间的纤维索。

⑤ 关节突关节(zygapophyseal joint)：由相邻椎骨的上、下关节突的关节面构成。

2. 寰椎与枕骨、枢椎的连结

（1）寰枕关节(atlantooccipital joint)　为两侧枕髁与寰椎侧块的上关节凹构成的联合关节，使头部俯仰和侧屈。

（2）寰枢关节(atlantoaxial joint)　包括 3 个滑膜关节，分别为 2 个由寰椎侧块的下关节面与枢椎上关节面构成寰枢外侧关节和 1 个由齿突与寰椎前弓后面的关节面以及寰椎横韧带构成寰枢正中关节，寰枢关节使头部连同寰椎做旋转运动。

3. 脊柱的整体观及其运动

（1）脊柱的整体观

① 脊柱前面观：自上而下随负载增加而逐渐加宽，至骶骨和尾骨的体积迅速缩小。

② 脊柱后面观：所有椎骨位于背部正中线上。

③ 脊柱侧面观：有颈曲、胸曲、腰曲、骶曲 4 个生理性弯曲，颈曲和腰曲凸向前，胸曲和骶曲凸向后，这些弯曲增大了脊柱的弹性。可维持人体重心稳定和减轻震荡。

（2）脊柱的运动　相邻两椎骨之间的运动幅度很小，但整个脊柱的活动范围较大，可做屈、伸、侧屈、旋转和环转运动。

（二）胸廓

胸廓(thorax)：由 12 块胸椎、12 对肋、1 块胸骨及骨连结共同构成。

1. 肋椎关节(costovertebral joint)

包括肋头关节和肋横突关节，这 2 个关节在功能上是联动关节，运动时肋骨沿肋头至肋结节的轴线旋转，使肋上升或下行，以增大或缩小胸廓的前后径和横径，从而改变胸腔的容积，有助于呼吸。

2. 胸肋关节(sternocostal joint)

由第 2~7 肋软骨与胸骨相应的肋切迹构成。第 1 肋与胸骨柄之间的连结是不动关节，第 8~10 肋软骨的前端不直接与胸骨相连，依次与上位肋软骨连结形成肋弓，第 11、12 肋前端游离于腹壁肌之中。

3. 胸廓的整体观及其运动

成人胸廓近似圆锥体，容纳并保护胸腔脏器。胸廓有上、下口和前、后、外侧壁，胸廓上口较小，由胸骨柄上缘、第 1 肋和第 1 胸椎体围成，是胸腔与颈部的通道。胸廓下口宽而不规则，由第 12 胸椎、第 11 及 12 对肋前端、肋弓和剑突围成，膈肌封闭胸腔底。胸廓前壁最短，后壁较长，外侧壁最长。相邻 2 个肋之间称肋间隙。胸廓除保护、支持功能外，主要参与呼吸运动。吸气时，肋的前部抬高，从而加大了胸廓的前后径，肋上提，加大了胸廓横径，使胸腔容积增大；呼气时，胸廓做相反的运动，胸腔容积减小胸腔容积的改变。

二、颅骨的连结

（一）直接连结

各颅骨之间借缝、软骨和骨相连结，较为牢固。颅盖骨之间构成缝，此外尚有蝶岩软骨结合、岩枕软骨结合等，随着年龄的增长，缝和透明软骨结合均可以骨化成为骨性结合。

（二）颞下颌关节

颞下颌关节（temporomandibular joint） 由下颌骨的下颌头和颞骨的下颌窝、关节结节构成。关节囊松弛，囊外有外侧韧带加强。关节囊内有呈椭圆形的关节盘，上面如鞍状，前凹后凸，与关节结节和下颌窝的形状相对应。关节盘将关节腔分为上、下部。颞下颌关节易向前脱位。颞下颌关节属于联动关节，两侧必须同时运动，下颌骨可做上提、下行、前进、后退和侧方运动，其中，下颌骨的上提和下行运动发生在下关节腔，前进和后退运动发生在上关节腔，侧方运动是一侧的下颌头对关节盘做旋转运动，而对侧的下颌头和关节盘一起对关节窝做前进运动，张口是下颌骨下行并伴有向前的运动，闭口则是下颌骨上提并伴下颌头和关节盘一起滑回下颌窝的运动。

第三节 附肢骨连结

重点	肩关节、肘关节、桡腕关节、髋关节和膝关节的形态、结构特点和运动方式。
难点	膝关节的形态、结构特点和运动方式；足弓。
考点	肩关节、肘关节、桡腕关节、髋关节和膝关节的形态、结构特点和运动方式。

速览导引图

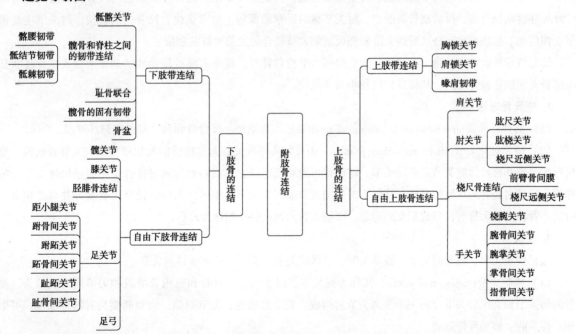

附肢骨连结以关节为主，分为上肢骨连结和下肢骨连结，上肢关节运动灵活，下肢关节比较稳固。

一、上肢骨的连结

（一）上肢带连结

1. 胸锁关节（sternoclavicular joint）

上肢骨与躯干骨之间连结的唯一关节，由锁骨的胸骨端和胸骨的锁切迹、第 1 肋软骨的上面构成。关节囊坚韧，由胸锁前、后韧带和锁间韧带、肋锁韧带等囊外韧带加强，囊内有关节盘，关节盘使关节头和关节窝相适应。胸锁关节允许锁骨外侧端向前、后运动和向上、下运动并绕冠状轴做微小的旋转和环转运动，扩大了上肢的活动范围。

2. 肩锁关节（acromioclavicular joint）

由锁骨的肩峰端和肩峰的关节面构成，是肩胛骨活动的支点，活动度小。

3. 喙肩韧带（coracoacromial ligament）

连于肩胛骨的喙突与肩峰之间的三角形扁韧带，与喙突、肩峰共同构成喙肩弓，有防止肱骨头向上脱位的作用。

（二）自由上肢骨连结

1. 肩关节（shoulder joint）

由肱骨头和肩胛骨的关节盂构成。肱骨头大，关节盂浅而小，关节盂周缘有盂唇来加深关节窝，关节囊薄而松弛，肱二头肌长头腱穿过关节囊，附着于关节盂的盂上结节，关节囊的上壁有喙肱韧带，与冈上肌腱交织在一起并融入关节囊的纤维层，关节囊的前壁和后壁也有许多肌腱加入，以增加关节的稳固性。关节囊的下壁相对薄弱，肩关节脱位时肱骨头常从下部滑出。肩关节为全身最灵活的关节，可做屈伸、收展、旋转和环转运动。

2. 肘关节（elbow joint）

由肱骨下端和桡骨、尺骨上端构成。包括3个关节：① 肱尺关节，由肱骨滑车和尺骨滑车切迹构成；② 肱桡关节，由肱骨小头和桡骨关节凹构成；③ 桡尺近侧关节，由桡骨环状关节面和尺骨桡切迹构成。三者共包裹在一个关节囊内。肘关节囊的前、后壁薄而松弛，侧壁厚而紧张。桡骨环状韧带与尺骨桡切迹共同形成骨纤维环容纳桡骨头，以防桡骨头脱出。肘关节囊的后壁最薄弱，故常见桡、尺骨向后脱位。肘关节主要做屈、伸运动。肱桡关节、桡尺近侧关节和桡尺远侧关节联合可使前臂旋前和旋后。

幼儿桡骨环状韧带松弛，在肘关节伸直位用力牵拉前臂时，桡骨头易被桡骨环状韧带卡住或桡骨环状韧带部分夹于肱、桡骨之间，从而发生桡骨小头半脱位。

3. 桡尺骨连结

（1）前臂骨间膜（interosseous membrane of forearm）　连结桡、尺骨骨间缘之间的坚韧纤维膜。

（2）桡尺远侧关节（distal radioulnar joint）　由尺骨头环状关节面和桡骨的尺切迹构成，关节囊松弛。桡尺近侧关节和桡尺远侧关节是联动关节，使前臂可做旋转运动，其旋转轴为通过桡骨头中心至尺骨头中心的连线。运动时桡骨头在原位自转，桡骨下端连同关节盘围绕尺骨头旋转。当桡骨转至尺骨前方并与之相交叉时，手背向前称为旋前；与此相反的运动，即桡骨转回到尺骨外侧称为旋后。

4. 手关节

包括桡腕关节、腕骨间关节、腕掌关节、掌骨间关节、掌指关节和指骨间关节。

（1）桡腕关节（radiocarpal joint），又称为腕关节。以手舟骨、月骨和三角骨的近侧关节面为关节头，桡骨的腕关节面和尺骨头下方的关节盘为关节窝构成。关节囊松弛，关节的前、后和两侧均有韧带加强。可做屈、伸、收、展和环转运动。

（2）腕骨间关节（intercarpal joint）　为相邻各腕骨之间构成的关节，只能做轻微的滑动和转动。

（3）腕掌关节（carpometacarpal joint）　由远侧列腕骨和5个掌骨底构成。除拇指和小指的腕掌关节外，其余各指的腕掌关节运动范围极小。拇指腕掌关节：由大多角骨和第1掌骨底构成，属于鞍状关节，为人类及灵长目动物所特有，关节囊厚而松弛，可做屈、伸、收、展、环转和对掌运动。对掌运动是拇指向掌心，拇指尖与其余4指尖掌侧面相接触的运动，这一运动加深了手掌的凹陷，是人类进行握持和精细操作时所必需的主要动作。

（4）掌骨间关节（intermetacarpal joint） 第 2～5 掌骨底相互之间的平面关节。

（5）掌指关节（metacarpophalangeal joint） 由掌骨头和近节指骨底构成，共 5 个，关节囊薄而松弛。当手指处于伸位时，掌指关节可做屈、伸、收、展和环转运动，当掌指关节处于屈位时，仅允许做屈、伸运动。手指的收、展是以通过中指的正中线为准，向中线靠拢为收，远离中线为展。

（6）指骨间关节（interphalangeal joint） 由各指相邻 2 节指骨底和滑车构成，关节囊松弛，只能做屈、伸运动。

二、下肢骨的连结

（一）下肢带连结

1. 骶髂关节（sacroiliac joint）

由骶骨和髂骨的耳状面构成，结合紧密，关节囊紧张，关节相当稳固，以适应支持体重。

2. 髋骨与脊柱之间的韧带连结

① 髂腰韧带（iliolumbar ligament），由第 5 腰椎横突横行放散至髂嵴的后上部；② 骶结节韧带（sacrotuberous ligament），起自骶、尾骨的侧缘，集中附着于坐骨结节内侧缘；③ 骶棘韧带（sacrospinous ligament），起自骶、尾骨侧缘，止于坐骨棘。骶棘韧带和坐骨大切迹围成坐骨大孔，骶棘韧带、骶结节韧带和坐骨小切迹围成坐骨小孔，内有骨骼肌、血管和神经等自盆腔经坐骨大、小孔到达臀部和会阴。

3. 耻骨联合（pubic symphysis）

由两侧耻骨联合面借纤维软骨构成的耻骨间盘连结构成。耻骨间盘中往往出现矢状位的裂隙，女性较男性的厚，裂隙较大，孕妇和经产妇尤为显著。在耻骨联合的上、下方分别有连结两侧耻骨的耻骨上韧带和耻骨弓状韧带。耻骨联合活动甚微，但在分娩过程中，耻骨间盘中的裂隙增宽，以增大骨盆的径线。

4. 髋骨的固有韧带

亦即闭孔膜（obturator membrane），闭孔膜的上部与闭孔沟围成闭膜管，内有神经、血管通过。

5. 骨盆（pelvis）

由左、右髋骨和骶、尾骨及其连结构成。界线将骨盆分为上方的大骨盆和下方的小骨盆。界线由骶骨岬向两侧经弓状线、耻骨梳、耻骨结节至耻骨联合上缘围成。小骨盆是大骨盆向下延伸的骨性狭窄部，可分为骨盆上口、骨盆下口和骨盆腔。骨盆上口由界线围成，骨盆下口由尾骨尖、骶结节韧带、坐骨结节、坐骨支、耻骨支和耻骨联合下缘围成。两侧坐骨支和耻骨下支连成耻骨弓，两侧耻骨弓之间的夹角称耻骨下角。小骨盆的上、下口之间的腔称骨盆腔，在女性是胎儿娩出的通道。在人类全身骨骼中性别差异最显著的是骨盆，女性骨盆的特点主要与妊娠和分娩有关。女性骨盆的外形宽而短，骨盆上口较宽大，近似圆形，骨盆腔形态呈圆桶状，骨盆下口较大，耻骨下角为 90°～100°。男性骨盆窄而长，骨盆上口较小，呈心形，骨盆腔形态呈漏斗状，骨盆下口较小，耻骨下角为 70°～75°。骨盆起着传递重力和支持、保护盆腔脏器的作用。

（二）自由下肢骨连结

1. 髋关节（hip joint）

由髋臼和股骨头构成。股骨头大，髋臼深，面差小。关节囊坚韧致密，囊周围有韧带加强：① 髂股韧带，位于关节囊的前方，最为强大，起自髂前下棘，呈"人"字形向下经关节囊的前方，止于转子间线，可限制大腿过伸和维持人体直立姿势；② 股骨头韧带，位于关节囊内，连结股骨头凹与髋臼横韧带之间，内有供应股骨头的血管；③ 耻股韧带，自耻骨上支向外下融合于关节囊前下壁，可限制大腿的外展和旋外运动；④ 坐股韧带，起自坐骨体，斜向外上与关节囊融合，附着于大转子根部，可限制大腿的旋内运动。髋关节可做屈、伸、收、展、旋内、旋外和环转运动，运动幅度远不及肩关节，具有较大的稳固性以适应其承重和行走功能。

髋关节囊的后下部相对较薄弱，脱位时股骨头易向后下方脱出。

2. 膝关节(knee joint)

由股骨下端、胫骨上端和髌骨构成，是人体最大最复杂的关节。关节囊薄而松弛，周围有韧带加固：① 髌韧带，为股四头肌腱的中央部纤维索，自髌骨向下止于胫骨粗隆，髌韧带扁平而强韧，其浅层纤维越过髌骨连于股四头肌腱；② 腓侧副韧带，位于关节囊外侧，为条索状坚韧的纤维索，起自股骨外上髁，向下延伸至腓骨头；③ 胫侧副韧带，位于关节囊内侧，呈宽扁束状，起自股骨内上髁，向下附着于胫骨内侧髁。

交叉韧带位于膝关节囊内，分为前交叉韧带和后交叉韧带。膝交叉韧带可防止胫骨向前、后移位，前交叉韧带在伸膝时紧张，能防止胫骨前移。后交叉韧带在屈膝时紧张，可防止胫骨后移。

半月板是衬垫在股骨内、外侧髁与胫骨内、外侧髁关节面之间，包括内、外侧半月板。内侧半月板，前端窄、后份宽，外缘与关节囊和胫侧副韧带紧密相连；外侧半月板较小，外缘亦与关节囊相连。膝关节的滑膜宽阔，在关节内覆盖除关节软骨和半月板以外的所有结构。滑膜在髌骨上缘向上突起形成髌上囊，在髌骨下方的中线两侧，部分滑膜层突向关节腔内形成一对翼状襞，充填关节腔内的空隙。

膝关节主要做屈、伸运动，半屈膝位时膝关节可做少许旋内和旋外运动。

3. 胫腓骨连结

胫、腓骨连结紧密，上端由胫骨外侧髁和腓骨头构成微动的胫腓关节，两骨干之间有坚韧的小腿骨间膜相连。下端借胫腓前、后韧带构成坚强的韧带连结，两骨间几乎没有运动。

4. 足关节(joint of foot)

包括距小腿关节、跗骨间关节、跗跖关节、跖骨间关节、跖趾关节和趾骨间关节。

（1）距小腿关节(talocrural joint)　又称为踝关节(ankle joint)，由胫、腓骨的下端和距骨滑车构成，关节囊的前、后壁薄而松弛，可做背屈和跖屈运动。

（2）跗骨间关节(intertarsal joint)　以距跟关节、距跟舟关节和跟骰关节较为重要。运动时跟骨和足舟骨连同其余的足骨一起对距骨做内翻或外翻运动。

（3）跗跖关节(tarsomentatarsal joint)　由3块楔骨、骰骨的前端和5块跖骨的底构成，可轻微滑动。

（4）跖骨间关节(intermetatarsal joint)　由第2~5跖骨底的相邻面借韧带连结构成，活动甚微。

（5）跖趾关节(metatarsophalangeal joint)　由跖骨头和近节趾骨底构成，可做轻微的屈、伸、收、展运动。

（6）趾骨间关节(interphalangeal joint)　由各趾相邻的2节趾骨的底和滑车构成，可做屈、伸运动。

5. 足弓

可分内、外侧纵弓和横弓，内侧纵弓最高点处为距骨头，外侧纵弓最高点处为骰骨。外侧纵弓适于传递重力和推力。横弓最高点处为中间楔骨。足弓是人类站立、行走和负重的重要装置。在行走和跳跃时可发挥弹性和缓冲震荡的作用。

临床病案分析

某青年女性，车祸致使其左膝关节受伤，出现左膝剧痛，胫侧副韧带处有压痛，小腿外展时胫侧副韧带疼痛加重。X光线摄片检查见膝关节股骨内侧髁和胫骨内侧髁间距明显增宽。牵拉胫骨向前，胫骨向前的移动范围明显增加。

思考：1. 该患者的病变可能是什么？

2. 尝试用解剖学知识来解释该患者出现这些病变的原因？

解析： 1. 胫侧副韧带损伤和前交叉韧带损伤。

2. 胫侧副韧带上端附着于股骨收肌结节前下方的股骨内上髁，纤维向下向后附着于胫骨内侧髁的内侧面，并有纤维止于关节囊、内侧半月板及腘斜韧带起点。胫侧副韧带阻止小腿外展。

患者沿胫侧副韧带有压痛，小腿外展时疼痛加重，提示胫侧副韧带的损伤；X 线检查显示胫、股两骨内侧髁间距增宽，进一步说明胫侧副韧带断裂。前交叉韧带起自胫骨髁间前区，纤维与外侧半月板前角交织，向后外上行，前交叉韧带纤维扇状展开，终止于股骨外侧髁的内侧面，可防止胫骨前移和膝关节过伸。膝关节伸直前交叉韧带紧张，前交叉韧带还防止胫骨前移。患者不愿伸直膝关节，屈膝牵拉胫骨前移范围增加，说明前交叉韧带撕裂。

（中南大学　熊　鲲）

第三章 肌 学

第一节 总 论

重点	肌的分类和分部；肌按外形的分类及肌的构造；肌的辅助装置。
难点	肌的辅助结构：滑膜囊和腱鞘。
考点	肌按部位分部和按外形分类；肌的构造：肌腹和肌腱。

速览导引图

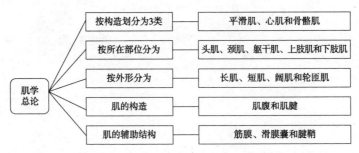

每块肌肉（muscle）都是一个器官，都有一定的位置、形态、结构和血管、神经。他们大多附着于骨和关节的周围，收缩和舒张产生运动。

根据肌肉的构造分为 $\begin{cases} 平滑肌 \\ 心肌 \end{cases}$ 不随意肌

$\qquad\qquad\qquad\qquad\quad$ 骨骼肌——随意肌

根据肌肉所在部位分为 $\begin{cases} 头肌 \\ 颈肌 \\ 躯干肌 \\ 上肢肌 \\ 下肢肌 \end{cases}$

一、肌的形态和构造

按外形大致可分为 $\begin{cases} 长肌 \\ 短肌 \\ 阔肌 \\ 轮匝肌 \end{cases}$ 每块骨骼肌 $\begin{cases} 肌腹（muscle belly） \\ 肌腱（tendon）：阔肌的腱性部分成薄膜状，称腱膜 \end{cases}$

二、肌的辅助装置

肌的辅助装置包括筋膜、滑膜囊和腱鞘，具有保持肌的位置，减少摩擦和保护的作用。

1. 筋膜（fascia）

有浅筋膜和深筋膜。浅筋膜位于真皮之下，由疏松结缔组织构成。深筋膜由致密结缔组织构成，位于浅筋膜的深面，包被在肌的表面，随肌的分层而分层，在四肢可附着于骨，构成肌间隔等。

2. 滑膜囊（synovial bursa）

为封闭的结缔组织小囊，位于腱与骨面接触处。

3. 腱鞘（tendinous sheath）

是包于肌腱外面的鞘管，位于肌腱活动度较大的部位，分为纤维层和滑膜层，滑膜层又称为腱滑膜鞘。

第二节 头 肌

重点	头肌分为面肌和咀嚼肌；咀嚼肌的分类及起止点；咀嚼肌的作用。
难点	咀嚼肌的起止点。
考点	咀嚼肌的作用。

速览导引图

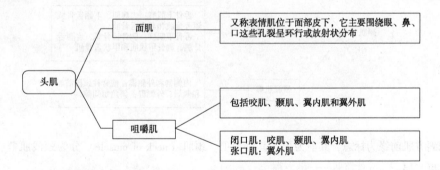

咀嚼肌作用
① 咬肌、颞肌、翼内肌对抗重力提下颌骨，使上、下颌牙齿咬合。
② 单侧翼外肌和翼内肌收缩时，使下颌关节侧向移位。
③ 双侧翼外肌和翼内肌收缩时，使下颌关节向前移位至张口。
④ 磨白运动：若双侧翼外肌和翼内肌轮替收缩时，即是牙的磨白运动。
⑤ 颞肌的后部肌束收缩与翼外肌相拮抗，使下颌骨后退。

咀嚼肌的起止点见表 3 – 1。

表 3 – 1　咀嚼肌的起止与作用

肌肉名称	起点	止点	作用
咬 肌	颧弓下缘和内面	咬肌粗隆	上提下颌骨
颞 肌	颞窝	下颌骨冠突	上提下颌骨，后部纤维使下颌骨向后

肌肉名称	起点	止点	作用
翼内肌	翼窝	翼肌粗隆	上提下颌骨，使其向前运动
翼外肌	蝶骨大翼下面 翼突外侧	下颌颈	单侧收缩使下颌骨向方对侧移动，双侧收缩使下颌骨前移

第三节 颈 肌

重点	颈肌的分部；颈浅肌群（颈阔肌和胸锁乳突肌）起止及作用；舌骨上、下肌群的名称；颈深肌群外侧肌群的起止；斜角肌间隙的结构。
难点	颈深肌群的起止及作用。
考点	胸锁乳突肌的起止及作用；斜角肌间隙的结构。

速览导引图

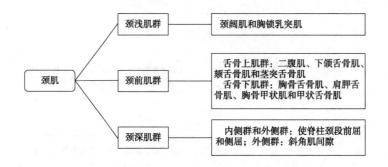

颈部常以斜方肌前缘为标志，其前为颈，其后为项。颈肌（neck of muscle）分为颈浅肌群、舌骨上、下肌群和颈深肌群三层。

1. 颈浅肌群

颈阔肌（platysma）：位于颈部浅筋膜中很薄的皮肌，起于胸大肌和三角肌表面的筋膜，止于口角及附近的皮肤，作用是拉口角向下，并使颈部皮肤出现皱褶。

胸锁乳突肌（sternocleidomastoid）：起于胸骨柄前面和锁骨的胸骨端，止于颞骨乳突，单侧肌收缩使头歪向同侧，面转向对侧并上仰；两侧肌同时收缩可使头后仰。

2. 舌骨上、下肌群

共同作用是降舌骨、运动喉、协助吞咽。

舌骨上肌群：位于舌骨与下颌骨和颅底之间，包括二腹肌、下颌舌骨肌、颏舌骨肌和茎突舌骨肌。

舌骨下肌群：位于舌骨和胸骨、肩胛骨之间下，喉、气管、甲状腺的前方，有胸骨舌骨肌、肩胛舌骨肌、胸骨甲状肌和甲状舌骨肌。

3. 颈深肌群

位于颈椎的前方和两侧。

分部：分为内侧群和外侧群。

作用：两群肌肉共同作用使脊柱颈段前屈和侧屈；外侧群肌还可提第1、2肋，助深吸气。

外侧群：主要有前斜角肌(scalenus anterior)和中斜角肌(scalenus mudius)起于3~7颈椎，止于第1肋，后斜角肌(scalenus posterior)起于4~6颈椎，止于第2肋。

斜角肌间隙(scalenus fissure)：前、中斜角肌与第1肋之间围成的间隙称斜角肌间隙，有臂丛和锁骨下动脉通过。

斜角肌前间隙：前斜角肌、第1肋与胸骨舌骨肌和胸骨甲状肌之间围成斜角肌前间隙，该间隙内有锁骨下静脉通过。

内侧群：位于脊柱颈段的前方，有头长肌和颈长肌等，合称椎前肌。

作用：使头前俯，颈前屈。

胸锁乳突肌、斜角肌的起止与作用见表3-2。

表3-2 胸锁乳突肌、斜角肌的起止与作用

肌肉名称	起点	止点	作用
胸锁乳突肌	胸骨柄，锁骨内侧端	颞骨乳突	一侧收缩使头向同侧侧屈，两侧收缩使头向后仰
前斜角肌 中斜角肌	颈椎横突	第1肋	一侧肌收缩，使颈侧屈，两侧肌同时收缩，可上提第1~2肋助深吸气。如肋骨固定，则可使颈前屈
后斜角肌	颈椎横突	第2肋	

第四节 躯 干 肌

重点	躯干肌的分类；背肌：斜方肌、背阔肌、肩胛提肌、菱形肌和竖脊肌；背肌的起止及作用；胸肌：胸大肌、胸小肌、前锯肌、肋间外肌和肋间内肌；胸肌的起止及作用；膈的结构；膈上的孔的位置及通过的结构。 腹肌：腹外斜肌、腹内斜肌、腹直肌和腹横肌；腹肌的起止、作用以及形成的结构：腹股沟韧带、白线、腹股沟管、腹直肌鞘和腹股沟三角。
难点	膈的结构：附着点和孔的位置和通过的结构。 腹肌形成的结构：腹股沟管、腹直肌鞘和腹股沟三角；耻骨梳韧带、翻转韧带和腹股沟镰。
考点	膈上的三个孔及其内通过的结构。 腹肌形成的结构：腹股沟管、腹直肌鞘、白线和腹股沟三角。

速览导引图

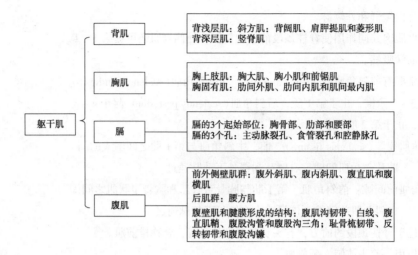

	背肌	背浅层肌：斜方肌；背阔肌、肩胛提肌和菱形肌 背深层肌：竖脊肌
躯干肌	胸肌	胸上肢肌：胸大肌、胸小肌和前锯肌 胸固有肌：肋间外肌、肋间内肌和肌间最内肌
	膈	膈的3个起始部位：胸骨部、肋部和腰部 膈的3个孔：主动脉裂孔、食管裂孔和腔静脉孔
	腹肌	前外侧壁肌群：腹外斜肌、腹内斜肌、腹直肌和腹 横肌 后肌群：腰方肌 腹壁肌和腱膜形成的结构：腹肌沟韧带、白线、腹 直肌鞘、腹股沟管和腹股沟三角；耻骨梳韧带、反 转韧带和腹股沟镰

一、背肌

背肌位于躯干背面，可分浅、深两层。

> 浅层：主要有斜方肌、背阔肌、肩胛提肌和菱形肌等；主要与肩胛骨的固
>   定及上肢的运动有关。
> 深层：主要有夹肌、竖脊肌及其深面的诸多短肌，运动椎骨、颅骨和肋骨，
>   并与韧带一起稳固各椎骨之间的连结。

1. 斜方肌（trapezius）

是位于项部和背上部的三角形扁肌，因左右侧整体上呈斜方形而得名。

> 起自：上项线、枕外隆突、项韧带、第7颈椎及全部胸椎的棘突和棘上韧带，上部肌纤维行向外下，
>   止于锁骨的外侧部上缘；中部肌纤维水平向外，下部的肌纤维斜向外上。
> 止点：肩峰内侧缘及肩胛冈上缘：下部肌纤维斜向外上，止于肩胛冈内侧面和下缘。
> 作用：使肩胛骨向内靠近脊柱，并可上提或下降肩胛骨；肩胛骨固定时，一
>   侧肌收缩可使颈屈向同侧，面转向对侧；两侧肌同时收缩，可使头后仰。

2. 背阔肌（latissimus dorsi）

是位于背下部的全身最大扁肌。

> 起点：以腱膜起于下6个胸椎棘突、腰椎棘突、骶正中嵴和髂嵴后份等处，
>   并参与胸腰筋膜的构成。
> 止点：肌纤维斜向外上，其扁腱呈180°旋转与大圆肌肌腱共同止于肱骨小
>   结节嵴。
> 作用：使肩关节后伸、内收和旋内，恰如背手姿势；当臂固定时，可引体
>   向上。

3. 肩胛提肌（levator scapulae）

是位于项部两侧的条带样长肌，胸锁乳突肌和斜方肌的深面。

> 起点：起于上4个颈椎的横突，肌纤维斜向后外下。
> 止点：止于肩胛骨上角内侧面。
> 作用：上提肩胛骨；当肩胛骨固定时，使颈屈向同侧。

4. 菱形肌 （rhomboideus）

是位于斜方肌深面的菱形扁肌。

起自：第 6、7 颈椎和上四位胸椎的棘突。

止点：肩胛骨脊柱缘。

作用：使肩胛骨向后上靠紧脊柱。

5. 竖脊肌 （erector spinae）

又称骶棘肌，纵行位于脊柱两侧的脊沟内。

起自：骶骨背面、腰椎棘突和髂嵴的后份，向上分出许多肌齿，沿途不断
　　　起止于椎骨的棘突、横突及肋骨。

止点：最终向上止于颞骨乳突、上项线和下项线等。

作用：一侧肌收缩可使脊柱侧屈，两侧肌同时收缩伸直脊柱并使头后仰。

6. 胸腰筋膜（thoracolumbar fascia）

又称腰背筋膜，是包被竖脊肌周围的深筋膜。其在胸部薄弱，在腰部特别增厚，十分坚韧，因有腰方肌的深筋膜加入，分为前、中、后三层。后层在竖脊肌背面，其内侧附于颈、胸、腰椎和骶正中棘的棘上韧带，外侧在竖脊肌和腰方肌外侧缘与前、中层结合，为腹外侧壁三层肌的附着起始处，向下附于髂嵴，背阔肌的腱膜加入并增强后层。中层分隔竖脊肌和腰方肌，内侧附于腰椎横突和横突间韧带。前层覆盖在腰方肌前面，内侧附于腰椎横突前面。由于形成坚韧的竖脊肌鞘，腰部做剧烈活动时，竖脊肌肿胀并常和胸腰筋膜一起扭伤，神经刺激症状明显，是造成腰腿痛的常见原因。

二、胸肌

1. 胸大肌（pectoralis major）

位于胸前外侧壁浅筋膜深面。

起点：起于锁骨内侧半下缘、胸骨和上 6 位肋软骨及腹直肌鞘前壁。

止点：以扁腱止于肱骨大结节嵴。

作用：使肩关节前屈、内收和旋内；臂固定时，可引休向上。

2. 胸小肌（pectoralis minor）

是胸大肌深面的三角形扁肌。

起点：起于第 3~5 肋骨外侧面。

止点：肌纤维行向外上止于喙突。

作用：使肩胛骨向前下紧贴胸壁；若肩胛骨固定时，可提肋助吸气。

3. 前锯肌（serratus anterior）

是贴附于胸廓侧后壁的扁肌。

起点：肌的前端以肌齿锯齿状起于上位 8~9 个肋骨的外面。

止点：肌束行向后内上，环绕胸廓侧后壁，止于肩胛骨内侧缘和下角。

作用：牵拉肩胛骨向前紧贴胸廓，下部肌束使肩胛骨下角外旋，助臂上举；
　　　当肩胛骨固定时，可提肋助吸气。

4. 肋间内肌（intercostales interni） 和肋间外肌（intercostales externi）

肋间外肌：位于各肋间隙后 5/6 的浅层，起自上位肋的下缘，止于下位肋
　　　骨的上缘，作用为提肋、助吸气。

肋间内肌：位于肋间隙前 5/6 的部分，肋间外肌深面，起于下位肋的上缘，
　　　止于上位肋的下缘，作用为降肋、助呼气。

三、膈

膈(diaphragm) 的肌腹在胸廓下口的周缘和腰椎前面有三个起始部位。

胸骨：起于剑突后面。

肋部：起自下 6 对肋骨和肋软骨的内面。

腰部：以左、右膈脚起自上 2~3 个腰椎以及腰大肌和腰方肌表面深筋膜形
成的内、外侧弓状韧带。

这三部肌束均向膈的中央集中，止于中心腱。膈有三个孔。

(1) 主动脉裂孔（aortic hiatus）：在第 12 胸椎前方，由左、右膈脚与脊柱
共同围成，有降主动脉和胸导管等结构通过。

(2) 食管裂孔（esophageal hiatus）：位于主动脉裂孔的左前上方，是左右
膈脚夹持食管的肌性裂孔，约平第 10 胸椎高度，有食管和迷走神经
的前后干通过。

(3) 腔静脉孔（vena caval foramen）：位于食管裂孔右前上方的中心腱部，
约平第 8 胸椎水平，有下腔静脉通过。

膈收缩时降低穹窿，扩大胸腔容积，助吸气；舒张时穹窿上升恢复原位，减小胸腔容积，助呼气；膈肌与腹肌同时收缩，可增加腹压，协助排便、分娩及呕吐等生理活动的完成。

四、腹肌

腹肌（abdominal muscle）连于胸廓下部和骨盆之间，是腹前外侧壁和后壁的主要结构。腹肌主要为扁肌，各层肌纤维和腱纤维走向不同，纵横交错，加固腹壁，可分为前外侧群和后群。

1. 腹直肌(rectus abdominis)

是腹前正中线两侧腹直肌鞘内上宽下窄的长肌。

起点：起于耻骨联合和耻骨嵴的上缘。

止点：肌束向上止于剑突和第 5~7 肋软骨的前面。

结构特点：腹直肌是多腹肌，全长有 3~4 条横行的腱划(tendinous
intersection) 分隔，腱划与腹直肌鞘前壁紧密结合，不易剥离。在腹
直肌的后面腱划不明显，未与腹直肌鞘后层愈合，易于完全分离。

2. 腹外斜肌(obliquus externus abdominis)

是腹前外侧壁浅层的扁肌。

起点：该肌同前锯肌的肌齿相交错，锯齿状起于下 8 位肋骨的外面，肌束行
向前内下方，如插口袋方向。

止点：前上部肌束向内侧移行为腱膜，经腹直肌前面，参与构成腹直肌鞘前
壁，至前正中线处于对侧同名腱纤维交织于白线；后下部肌束止于髂嵴
前份。

形成的结构：腹股沟韧带、腹股沟浅环、腔隙韧带、反转韧带和耻骨梳韧带。

① 腹股沟韧带（inguinal ligament）：腹外斜肌腱膜下缘向下附着于髂前
上棘与耻骨结节，此处腱膜卷曲增厚形成。

② 腹股沟浅环（superficial inguinal ring）：在耻骨结节的外上方，腹外
斜肌腱膜形成似三角形的裂孔，称为腹股沟浅环，又称皮下环，环
内侧为内侧脚，外侧为外侧脚，环的外上部还有跨越两脚间纤维，
环内有精索（男性）或子宫圆韧带（女性）通过。

③ 腔隙韧带（lacunar ligament）和耻骨梳韧带（pectineal ligament）：腹
股沟韧带内侧端的腱纤维折向后下附着于耻骨梳外侧面，并沿耻骨
梳向后外上附着，此部转折处称腔隙韧带或陷窝韧带，而沿耻骨梳
附着部分称耻骨梳韧带。

④ 反转韧带：腹股沟韧带部分腱纤维折转向内上由耻骨结节附着处止于
白线，这些纤维称反转韧带。

3. 腹内斜肌（obliquus internus abdominis）

位于腹外斜肌深面，肌纤维走向大部分同腹外斜肌垂直。

起点：它起于胸腰筋膜、髂嵴和腹股沟韧带的外侧 2/3，肌束斜行走向前、内、上。

止点及形成的结构：

后部肌束：向上止于下三个肋骨中部的下缘。

中部肌束：向前内约在腹直肌外侧缘移行为腱膜，分前、后两层包裹腹
直肌，并参与构成腹直肌鞘的前后壁，但弓状线以下部分
的腱膜全部在腹直肌前面通过，该部肌束在前正中线交织于白线。

下部肌束：拱形向内跨过精索后延续为腱膜，在此处同腹横肌腱膜融合
为腹股沟镰或联合腱（conjoint tendon），在精索后方构成腹股沟管
后壁的主要结构，向内止于耻骨梳。腹内斜肌与腹横肌最下部的肌
束一起包绕精索和睾丸，并随之降入阴囊称为提睾肌（cremaster），
可升降睾丸。

4. 腹横肌（transversus abdominis）

在腹内斜肌深面。

起点：起自下 6 个肋软骨的内面、胸腰筋膜、髂嵴和腹股沟韧带外侧 1/3。

止点及形成的结构：肌束横行向前延续为腱膜与腹内斜肌腱膜后层愈合，形
成腹直肌鞘后壁，经腹直肌后方至腹前正中线交织于白线；弓状线以下
外侧三层肌的腱膜全部经腹直肌前面至前正中线加固腹直肌鞘的前壁，
此处后壁缺如；下部肌束则参与腹股沟镰和提睾肌的构成。

腹前外侧群肌的作用：保护、撑托腹腔脏器；同膈肌一起维持腹压，协助各种生理活动完成，如腹式呼吸、排便、分娩、呕吐等活动；并使脊柱前屈、侧屈和旋转。

5. 腰方肌（quadratus lumborum）

是腰椎两侧腹后壁的方形扁肌，位于腰大肌后面，竖脊肌前面。它起自髂嵴后部，向上止于第 12 肋和第 1~4 腰椎横突。作用：降第 12 肋，并使脊柱屈向同侧。

6. 腹直肌鞘（sheath of rectus abdominis）

腹直肌鞘呈鞘状包裹腹直肌，由腹前外侧壁三层扁肌的腱膜形成。

弓状线（arcuate line）以上部位前、后两壁。

{前壁：由腹外斜肌腱膜和腹内斜肌腱膜的前层愈合而成，
后壁：由腹内斜肌腱膜的后层与腹横肌腱膜愈合而成。

弓状线以下，形成鞘后壁的结构完全转至腹直肌前面，与腹直肌鞘前壁结构融合，此处鞘的后壁缺如。弓状线以下的腹直肌后面，直接与腹横筋膜相贴。

7. 白线

白线(linea alba) 在左右腹直肌鞘之间、腹前正中线的位置上、由两侧的腱纤维彼此交织融合而成。连于剑突和耻骨联合之间，中部有圆形的腱环称脐环，是胎儿脐带的遗迹，是腹壁的另一个薄弱区。

8. 腹股沟管(inguinal canal)

{腹股沟管的概念：腹股沟管是腹股沟韧带内侧半上方存在的由外上斜向内下
　　的潜在性裂隙，长约4~5 cm，内有精索或子宫圆韧带通过。
腹股沟管的结构：有两口、四壁

{前壁：为腹外斜肌腱膜和腹内斜肌下部肌束起始部。
后壁：为腹横筋膜和腹股沟镰（联合腱）。

{上壁：为腹内斜肌和腹横肌形成的弓状下缘。
下壁：为腹股沟韧带的内侧半。
内口：称为腹股沟管深环，位于腹股沟韧带中点上方约一横指处，是腹
　　横筋膜形成的一个卵圆形出口结构。
外口：即腹股沟管浅环，又称皮下环，是腹外斜肌腱膜形成的环行结构。

腹股沟管是腹壁下部的薄弱区，腹腔脏器可经深环突入腹股沟管，形成腹股沟斜疝，严重时可经皮下环突出降入阴囊或阴唇。

9. 海氏三角

海氏三角（inguinal triangle）又称腹股沟三角，它是腹下部由腹壁下动脉、腹直肌外侧缘和腹股沟韧带内侧半所围成的三角形区域。该区缺乏肌纤维，是腹壁的另一薄弱区，腹腔脏器由此三角突出，形成腹股沟直疝，临床上鉴别腹股沟斜疝和腹股沟直疝的标志是腹壁下动脉。

第五节　上　肢　肌

重点	上肢带肌的分类：三角肌、冈上肌、冈下肌、小圆肌、大圆肌和肩胛下肌；各级的起止点及功能。 臂肌：前群和后群；前群：肱二头肌、喙肱肌和肱肌；后群：肱三头肌；各肌的起止点及功能。 前臂肌：前群和后群；前、后肌群的层次、各肌的起止点及功能。 手肌：外侧群、中间群和内侧群；各肌群的层次、各肌的起止点及功能。
难点	前臂肌群和手肌的起止点和功能。
考点	上肢带肌（三角肌、小圆肌、大圆肌和肩胛下肌）的起止点及功能。 臂肌（肱二头肌和肱三头肌）的起止点及功能。

速览导引图

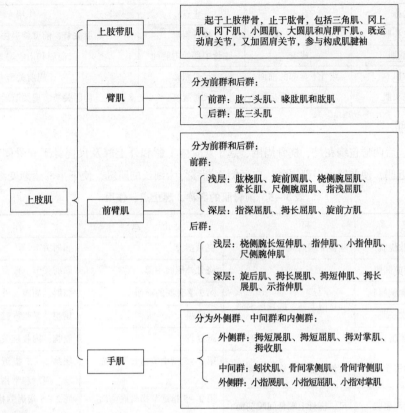

上肢肌 ── 上肢带肌 ── 起于上肢带骨，止于肱骨，包括三角肌、冈上肌、冈下肌、小圆肌、大圆肌和肩胛下肌。既运动肩关节，又加固肩关节，参与构成肌腱袖

臂肌 ── 分为前群和后群：
前群：肱二头肌、喙肱肌和肱肌
后群：肱三头肌

前臂肌 ── 分为前群和后群：
前群：
浅层：肱桡肌、旋前圆肌、桡侧腕屈肌、掌长肌、尺侧腕屈肌、指浅屈肌
深层：指深屈肌、拇长屈肌、旋前方肌
后群：
浅层：桡侧腕长短伸肌、指伸肌、小指伸肌、尺侧腕伸肌
深层：旋后肌、拇长展肌、拇短伸肌、拇长展肌、示指伸肌

手肌 ── 分为外侧群、中间群和内侧群：
外侧群：拇短展肌、拇短屈肌、拇对掌肌、拇收肌
中间群：蚓状肌、骨间掌侧肌、骨间背侧肌
外侧群：小指展肌、小指短屈肌、小指对掌肌

一、上肢带肌

上肢带肌配布于肩关节周围，均起于上肢带骨，止于肱骨，包括<u>三角肌</u>（deltoid）、<u>冈上肌</u>（supraspinatus）、<u>冈下肌</u>（infraspinatus）、<u>小圆肌</u>（teres minor）、<u>大圆肌</u>（teres major）和肩胛下肌（subscapularis），它们既运动肩关节，更加固肩关节（表3-3）。肩胛下肌、冈上肌、冈下肌和小圆肌的肌腱分别从前、上、后方包绕肩关节，其腱纤维直接编入肩关节囊壁形成<u>肌腱袖</u>或称肩袖（muscle tendinous stuff），加强囊壁，稳定肩关节。

表3-3 上肢带肌的名称、起止点、作用

名 称	起 点	止 点	作 用
三角肌	锁骨外侧1/3、肩峰和肩胛冈	三角肌粗隆	肩关节外展
冈上肌	冈上窝	肱骨大结节上部	肩关节外展
冈下肌	冈下窝	肱骨大结节中部	肩关节旋外
小圆肌	肩胛骨外侧缘上2/3背侧面	肱骨大结节下部	肩关节旋外
大圆肌	肩胛骨下角的背侧面	肱骨小结节嵴	肩关节内收、旋内和后伸
肩胛下肌	肩胛骨内侧缘	肱骨小结节	肩关节内收和旋内

二、臂肌

臂肌围绕肱骨并跨越肩关节或肘关节，包绕臂肌的深筋膜鞘深入到肱骨，形成内、外侧肌间隔，分隔臂肌为前群和后群（表3-4）。

表3-4　臂肌名称、起止点、作用

肌群	名称	起点	止点	作用
前群	肱二头肌	盂上结节、喙突	桡骨粗隆	屈肘关节、前臂旋后协助屈肩关节
	喙肱肌	喙突	肱骨中部的内侧面	前屈和内收肩关节
	肱肌	肱骨下半部的前面	尺骨粗隆	屈肘关节
后群	肱三头肌	盂下结节肱骨后面	尺骨鹰嘴	伸肘关节、肩关节后伸和内收

三、前臂肌

前臂肌分前、后两群包绕在尺、桡骨周围，起于肱骨内上髁和外上髁及尺桡骨干和骨间膜。大多数是长肌，肌腹分布在近侧，使前臂上半部膨隆；向远侧逐渐移行为细长的肌腱，使下半部逐渐变细（表3-5）。

表3-5　前臂肌的名称、起止点、作用

肌群		名称	起点	止点	作用
前群	浅层	肱桡肌	肱骨下端前面的外侧部	桡骨茎突	屈肘关节
		旋前圆肌	肱骨内上髁、前臂深筋膜	桡骨外侧面中部	屈肘关节、前臂旋前
		桡侧腕屈肌		第2掌骨底的前面	屈肘、屈腕，外展腕关节
		掌长肌		掌腱膜	屈腕，紧张掌腱膜
		尺侧腕屈肌		豌豆骨	屈腕，内收腕关节
		指浅屈肌	肱骨内上髁尺桡骨前面	第2~5指中节指骨两侧面	屈第2~5指近侧指间关节，屈腕、屈肘和掌指关节
	深层	指深屈肌	尺、桡骨上端骨间膜前面	第2~5指远节指骨底前面	屈2~5指远侧指间关节、近侧指间关节、掌指关节及腕关节
		拇长屈肌	桡骨、尺骨上端和骨间膜的前面	拇指远节指骨底前面	屈拇指间关节和掌指关节
		旋前方肌	尺骨下端前面	桡骨下端前面	前臂旋前
后群	浅层	桡侧腕长伸肌	肱骨外上髁	第2掌骨底后面	伸、展腕关节
		桡侧腕短伸肌	尺骨远侧部	第3掌骨底后面	伸、展腕关节
		指伸肌	肱骨外上髁	2~5指中节指骨底两侧远节指骨底	伸2~5指间关节、腕关节和肘关节
		小指伸肌	肱骨外上髁	小指的指背腱膜	伸小指指间关节
		尺侧腕伸肌	肱骨外上髁	第5掌骨底	伸和内收腕关节
	深层	旋后肌	肱骨外上髁、尺骨外侧缘上部	桡骨上部的前面	前臂旋后，伸肘关节
		拇长展肌		第2掌骨底	外展拇指
		拇短伸肌		拇指近节指骨底	伸拇指
		拇长伸肌	桡骨、尺骨及骨间膜后面	拇指远节指骨底后面	伸拇指
		示指伸肌		示指的指背腱膜	伸第2指指间关节、掌指关节、腕关节

四、手肌

手肌是许多短小的肌，全部集中在手的掌侧和掌骨间隙，在前臂肌作用的基础上完成精细的技巧性动作，可分为外侧群、内侧群和中间群（表3-6）。

表3－6　手肌的名称、起止点、作用

肌群	名称	起点	止点	作用
外侧群	拇短展肌	屈肌支持带、手舟骨	拇指近节指骨底	外展拇指
	拇短屈肌	屈肌支持带、大多角骨	拇指近节指骨底	屈拇指
	拇对掌肌	屈肌支持带、大多角肌	第1掌骨外侧面	拇指对掌
	拇收肌	头状骨、第2、3掌骨底、屈肌支持带	拇指近节指骨底	内收拇指
中间群	蚓状肌	指深屈肌腱桡侧	第2～5指指背腱膜	屈第2～5指掌指关节，伸指间关节
	骨间掌侧肌	第2掌骨内侧面，第4、5掌骨外侧面	第2、4、5指近节指骨底及指背腱膜	内收2、4、5指，屈掌指关节，伸指间关节
	骨间背侧肌	第1～5掌骨的相对侧	第2～4指近节指骨及指背腱膜	外展2、3、4指，屈掌指关节，伸指间关节
内侧群	小指展肌	豌豆骨	小指近节指骨底	外展、屈小指、近节指间关节
	小指短屈肌小指对掌肌	钩骨、屈肌支持带	小指近节指骨底第5掌骨内侧缘	屈小指近节指间关节，小指对掌

第六节　下　肢　肌

重点	下肢肌的分类；髋肌的分群及各肌群的起止点和作用。 大腿肌的分群及各肌群的起止点和作用。 小腿肌的分群及各肌群的起止点和作用。 足肌的分群及各肌群的起止点和作用。
难点	大腿内侧肌群的起止及作用；足肌的分群及起止点及作用。
考点	大腿前肌群股四头肌的起止点和作用；小腿三头肌的起止点及作用。

速览导引图

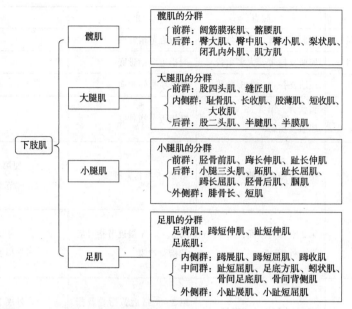

下肢肌按部位分髋肌、大腿肌、小腿肌和足肌四部分。

一、髋肌

髋肌又称下肢带肌，位于骨盆内侧和外侧包绕髋关节，分前群和后群（表3-7）。

前群：配布在髋关节前内侧和前外侧，包括髂腰肌（iliopsoas）和阔筋膜张肌

后群：又称臀肌，位于髋关节后方的臀部皮下，包括臀大肌（gluteus maximus）、臀中肌（gluteus medius）、臀小肌（gluteus minimus）、梨状肌（piriformis）、闭孔内肌（obturator internus）、闭孔外肌（obturator externus）和股方肌（quadratus femoris）等

表3-7　髋肌的名称、起止点、作用

肌群	名　称	起　点	止　点	作　用
前群	髂腰肌	髂窝、腰椎体侧面横突	股骨小转子	髋关节前屈、旋外
	阔筋膜张肌	髂前上棘	胫骨外侧髁	紧张阔筋膜并屈髋关节
后群	臀大肌	髂后上棘和骶骨背面骶结节韧带	髂胫束、股骨的臀肌粗隆	髋关节后伸、旋外
	臀中肌	髂骨翼外面	股骨大转子	髋关节外展
	臀小肌	髂骨翼外面	股骨大转子	髋关节外展
	梨状肌	骶前孔外侧	股骨大转子	髋关节旋外
	闭孔内肌	闭孔膜内面、附近骨面	股骨转子窝	髋关节旋外
	股方肌	坐骨结节	转子间嵴	髋关节旋外
	闭孔外肌	闭孔膜外面、附近骨面	股骨转子窝	髋关节旋外

二、大腿肌

大腿肌分前群、后群和内侧群（表3-8）。

前群：缝匠肌(sartorius)、股四头肌(quadriceps femoris)

内侧群：耻骨肌(pectineus)、长收肌(adductorlongus)、短收肌(adductor brevis)、

股薄肌(gracilis)、大收肌(adductor magnus)

后群：股二头肌(biceps femoris)、半腱肌(semitendinosus) 和半膜

肌(semimembranosus)。

表3-8 大腿肌的名称、起止点、作用

肌群	名 称	起 点	止 点	作 用
前群	缝匠肌	髂前上棘	胫骨上端的内侧面	屈髋关节、膝关节，膝关节旋内
	股四头肌	髂前下棘、股骨粗线、股骨体前面	胫骨粗隆	伸膝关节、股直肌可屈髋关节
内侧群	耻骨肌	耻骨支、坐骨支	股骨粗线	髋关节内收
	长收肌	耻骨支、坐骨支	股骨粗线	髋关节内收
	股薄肌	耻骨支、坐骨支	胫骨上端内侧	髋关节内收
	短收肌	耻骨支、坐骨支	股骨粗线	髋关节内收
	大收肌	耻骨支、坐骨支坐骨结节	股骨粗线、收肌结节	髋关节内收
后群	股二头肌	坐骨结节、股骨粗线	腓骨头	屈膝关节、伸髋关节、小腿旋外
	半腱肌	坐骨结节	胫骨上端内侧面	屈膝关节、伸髋关节、小腿旋内
	半膜肌	坐骨结节	胫骨内侧髁	屈膝关节、伸髋关节、小腿旋内

三、小腿肌

小腿肌主要在小腿的后外侧，分为前群、后群和外侧群（表3-9）。

前群：胫骨前肌(tibialis anterior)、趾长伸肌(extensor digitorum longus)、

蹞长伸肌(extensor hallucis longus)

外侧群：腓骨长肌(peroneus longus)、腓骨短肌(peroneus brevis)

后群：小腿三头肌(triceps surae)、胫骨后肌(tibialis posterior)、趾长

屈肌(flexor digitorum longus)、蹞长屈肌(flexor halluces longus)

表3-9 小腿肌的名称、起止点、作用

肌群	名 称	起 点	止 点	作 用
前群	胫骨前肌	腓骨内侧面骨间膜前面	内侧楔骨第1跖骨足底面	伸踝关节，足内翻
	蹞长伸肌		蹞趾远节趾骨底上面	伸踝关节和蹞趾
	趾长伸肌		第2~5趾中节、远节趾骨底上面	伸踝关节和第2~5趾
外侧群	腓骨长肌	腓骨外侧面小腿深筋膜	内侧楔骨、第1跖骨底下面	屈踝关节，足外翻维持足横弓
	腓骨短肌	腓骨外侧面	第5跖骨粗隆	屈踝关节，足外翻

续表

肌群		名　称	起　点	止　点	作　用
后群	浅层	小腿三头肌	股骨内、外侧髁后面，腓骨、胫骨比目鱼肌线	跟骨结节	屈膝、踝关节，站立时固定膝、踝关节，防止身体前倾
		跖肌	股骨外上髁	跟骨	屈膝关节和踝关节
	深层	趾长屈肌	胫骨后面	第2~5趾的远节、趾骨底下面	屈踝关节和第2~5趾
		蹈长屈肌	腓骨后面	跗趾的远节趾骨底	屈踝关节和蹈趾
		胫骨后肌	胫腓骨后面、骨间膜后面	足舟骨、三块楔骨	屈踝关节，足内翻
		腘肌	股骨外侧髁	胫骨的比目鱼肌线	屈膝关节小腿旋内

四、足肌

足肌分足背肌和足底肌。足背肌较细小，有跗短伸肌和趾短伸肌，协助伸趾间关节。足底肌有内侧群、外侧群和中间群（表3-10）。

表3-10　足肌的名称、起止点、作用

肌群		名　称	起　点	止　点	作　用
足背肌		蹈短伸肌	跟骨前端	蹈趾近节趾骨底	伸蹈趾
		趾短伸肌	跟骨前端	第2~4趾近节趾骨底上面	伸第2~4趾
足底肌	内侧群	蹈展肌	跟骨、足舟骨	蹈趾近节趾骨底	外展蹈趾
		蹈短屈肌	内侧楔骨	蹈趾近节趾骨底	屈蹈趾
		蹈收肌	第2、3、4跖骨底	蹈趾近节趾骨底	内收和屈蹈趾
	中间群	趾短屈肌	跟骨	第2~5趾的中节趾骨底下面	屈第2~5趾
		足底方肌	跟骨	趾长屈肌腱	屈第2~5趾
		蚓状肌	趾长屈肌腱	趾背腱膜	屈跖趾关节、伸趾间关节
		骨间足底肌	第3~5跖骨内侧半	第3~5趾近节趾骨底和趾背腱膜	内收第3~5趾
		骨间背侧肌	跖骨的相对面	第2~4趾近节趾骨底和趾背腱膜	外展第2~4趾
	外侧群	小趾展肌	跟骨	小趾近节趾骨底	屈和外展小趾
		小趾短屈肌	第5跖骨底下面	小趾近节趾骨底下面	屈小趾

临床病案分析

患者，男性，5岁。因头斜向一侧就诊。经检查发现脊柱颈段处于微屈位。右侧胸锁乳突肌前缘较左侧突起，触之硬如索条状，右耳较正常时更接近右肩，头倾向右侧，颜面斜向左上方。诊断：先天性斜颈。

思考：1. 简述胸锁乳突肌的起、止点及功能。

2. 该病由哪一肌肉的病变引起？为什么会出现上述症状？

解析：1. 胸锁乳突肌以两个头分别起于胸骨柄前面和锁骨的胸骨端，双头合并后斜向外上方，止于颞骨乳突；一侧胸锁乳突肌收缩时，可使头转向同侧，面转向对侧并上仰；两侧胸锁乳突肌同时收缩时，可使头后仰。

2. 先天性斜颈系分娩时由于胸锁乳突肌受伤、出血、血凝块纤维性浸润等因素，使肌肉挛缩所致，但只有当小儿的颈部增长时才被注意到。

患儿的右胸锁乳突肌有挛缩病变，故触之如硬索状。右胸锁乳突肌收缩时，使头向右侧侧屈，面向左上方仰，即将右耳牵向右肩部靠近。

（中南大学　潘爱华）

（长治医学院　李　明）

内脏学

第四章 内脏学总论

重点	内脏的一般结构特点；胸部标志线和腹部分区。
难点	实质性脏器的基本构造。
考点	门、根或蒂及其通过的结构；中空性器官的管壁。

速览导引图

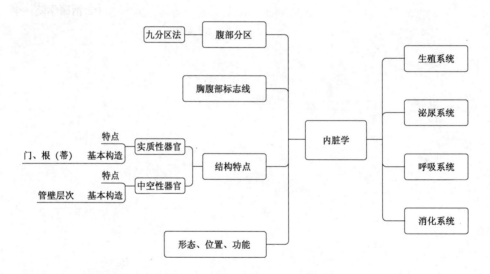

内脏学是研究内脏器官形态结构及位置关系的科学。内脏包括消化、呼吸、泌尿和生殖 4 个系统。胸膜、腹膜和会阴等与内脏密切相关的结构也属于内脏学范畴。

一、内脏形态、位置与功能

（一）形态

内脏各系统都由一套连续的管道和一个或几个实质性器官组成，各系统都有孔道直接或间接地与外界相通。

（二）位置

内脏大部分器官位于胸腔、腹腔和盆腔内。消化、呼吸两个系统的部分器官位于颈部，泌尿、生殖和消化系统的部分器官位于会阴部。

（三）功能

主要是进行物质代谢和繁殖后代。

二、内脏的一般结构

（一）实质性器官

1. 特点

内部没有特定的空腔，多属腺组织。

2. 基本构造

表面包以结缔组织被膜或浆膜，并伸入器官实质内，将器官分割成若干个小叶，如肝小叶。

3. 门与根（蒂）

分布于实质器官的血管、神经、淋巴管以及该器官的导管等，在出入器官之处常为一凹陷，称为该器官的门，如肝门和肺门等。出入实质性器官门的结构被结缔组织或浆膜包裹形成根或蒂。

（二）中空性器官

1. 特点

呈管状或囊状，内部均有空腔，如消化管、呼吸道、泌尿管道、生殖管道等。

2. 基本构造

中空性器官的管壁由数层组织构成，其中消化管壁均为4层，自内向外为黏膜、黏膜下层、肌层和外膜；呼吸道、泌尿管道和生殖管道壁由3层组织构成。

三、胸部标志线和腹部分区

为了描述胸、腹腔内各器官的位置及其体表投影，通常在胸、腹部体表确定一些标志线和划分一些区域。

（一）胸部标志线

前正中线：沿身体前面正中线所做的垂直线。

胸骨线：沿胸骨最宽处的外侧缘所做的垂直线。

锁骨中线：经过锁骨中点向下所做的垂直线。

胸骨旁线：经胸骨线与锁骨中线之间连线的中点所做的垂直线。

腋前线：沿腋前襞向下所做的垂直线。

腋后线：沿腋后襞向下所做的垂直线。

腋中线：沿腋前、后线之间连线的中点所做的垂直线。

肩胛线：经肩胛骨下角所做的垂直线。

后正中线：经身体后面正中所做的垂直线即沿着椎骨棘突所做的垂直线。

（二）腹部分区

为了便于描述腹腔脏器的位置，可将腹部分为若干区域。常用的有9分区法，即通过两侧肋弓最低点处的连线和通过两侧髂结节的连线，和经两侧腹股沟韧带中点处的垂线，将腹部分为9个区域：上腹部的腹上区和左、右季肋区，中腹部的脐区和左、右腹外侧（腰）区，下腹部的腹下（耻）区和左、右髂（腹股沟）区。

第五章 消化系统

一、组成

（一）消化管

自口腔至肛门的管道，包括口腔、咽、食管、胃、小肠（十二指肠、空肠、回肠）、大肠（盲肠、阑尾、结肠、直肠、肛管）。

临床上通常将口腔至十二指肠的消化管称<u>上消化道</u>。自空肠以下的消化管称<u>下消化道</u>。

（二）消化腺

大消化腺是位于消化管壁外的独立器官，如大唾液腺、肝和胰。小消化腺分布于消化管壁内的黏膜层或黏膜下层。

二、消化系统功能

摄取、消化食物，并吸收其营养物质，最终将食物残渣形成粪便排出体外。

第一节 口 腔

重点	舌的形态、黏膜和颏舌肌的起止、作用；唾液腺的位置、形态及其开口部位。
难点	舌黏膜特征；颏舌肌的作用。
考点	口腔各壁形态结构；牙；舌黏膜、舌肌；大唾液腺的名称、开口部位。

速览导引图

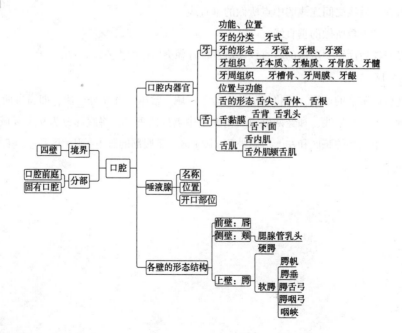

一、境界

前壁为上、下唇，侧壁为颊，上壁为腭，下壁为口腔底。向前经口裂通向外界，向后经咽峡与咽相通。

二、分部

口腔借上、下牙槽突和牙列、牙龈分为口腔前庭和固有口腔。

口腔前庭：唇、颊与牙槽突、牙列、牙龈之间的狭窄腔隙。

固有口腔：牙槽突、牙列、牙龈所围成的空间。顶为腭，底由黏膜、骨骼肌和皮肤构成。

三、各壁的形态结构

（一）唇

由皮肤、口轮匝肌和黏膜等构成。

1. 唇红

唇的游离缘，皮肤与黏膜的移行部，含有皮脂腺，是体表部的毛细血管最丰富部位之一，呈红色，当缺氧时则呈绛紫色，临床上称为发绀。

2. 鼻唇沟

上唇表面的两侧与颊部交界处斜行的浅沟。

3. 口角

在口裂的两侧，上、下唇的结合处形成，平对第 1 前磨牙。

4. 唇系带

在上、下唇内面的正中线上，分别有上、下唇系带，自口唇连于牙龈基部。

（二）颊

口腔的侧壁由黏膜、颊肌和皮肤等构成。

腮腺管乳头：在上颌第2磨牙牙冠相对的颊黏膜处，有腮腺管的开口。

（三）腭

口腔的上壁，分隔口腔与鼻腔，可分为硬腭和软腭。

1. 硬腭

腭的前2/3，由骨腭表面覆以黏膜构成。

2. 软腭

腭的后1/3，由腭肌和黏膜构成。

（1）腭帆　软腭的前份，呈水平位；后份斜向后下方，称腭帆。

（2）腭垂（悬雍垂）　腭帆后缘游离，其中部垂向下方的突起为腭垂。

自腭帆两侧各向下方分出 2 条黏膜皱襞，前方的黏膜皱襞为腭舌弓，延续于舌根的外侧；后方的黏膜皱襞为腭咽弓，向下延续至咽侧壁。

（3）腭舌弓和腭咽弓与舌根之间的三角形凹陷区为扁桃体窝，容纳有腭扁桃体。

（四）咽峡

腭垂、腭帆游离缘、两侧的腭舌弓和舌根共同围成，是口腔和咽的分界线。

四、口腔内器官

（一）牙

1. 功能与位置

是人体内最坚硬的器官，具有咀嚼和辅助发音等功能，嵌于上、下颌牙槽内。

2. 分类

（1）人的一生中，先后有乳牙和恒牙发生，乳牙上、下颌各10颗，共20颗；恒牙上、下颌各14~16颗，共28~32颗。

（2）根据牙的形状和功能，乳牙和恒牙均可分为切牙、尖牙和磨牙3类。恒牙又有磨牙和前磨牙之分。切牙、尖牙分别用以咬切和撕扯食物，磨牙、前磨牙可以研磨和粉碎食物。

3. 名称及排列（牙式）

在临床上为了记录牙的位置，常以被检查者的方位为准，以"+"记号划分为4区，并以罗马数字Ⅰ~Ⅴ代表乳牙，用阿拉伯数字1~8代表恒牙。如图5-1，图5-2所示。

如："Ⅵ"表示右下颌第2乳磨牙，"6"表示左上颌第1磨牙。

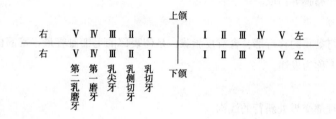

图5-1　乳牙的名称及符号

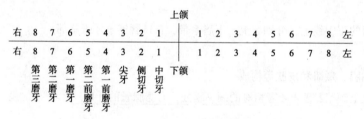

图5-2　恒牙的名称及符号

4. 牙的形态

（1）分为牙冠、牙根和牙颈三部分。

（2）牙冠和牙颈内的腔隙较宽阔，称牙冠腔。牙根内的细管，称牙根管，此管开口于牙根尖端的根尖孔，牙的血管和神经通过根尖孔和牙根管进入牙冠腔。牙根管和牙冠腔合称为牙腔或牙髓腔，内含有牙髓。

5. 牙组织

（1）包括牙本质、牙釉质、牙骨质和牙髓。

（2）牙本质构成牙的主体部分。在牙冠的牙本质外面覆盖有牙釉质，为人体内最坚硬的组织。在牙根和牙颈的牙本质外面包裹有牙骨质。牙髓位于牙腔内。

6. 牙周组织

由牙周膜、牙槽骨和牙龈构成，对牙齿起保护、固定和支持作用。

（二）舌

1. 位置与功能

舌邻近口腔底，由骨骼肌及其表面覆盖的黏膜构成，有协助咀嚼和吞咽食物、感受味觉、辅助发音等功能。

2. 舌的形态

舌分为舌尖、舌体和舌根3部分。舌体与舌根在舌背，以向前方开放的"V"字形界沟为界。舌体占舌的前2/3，前端为舌尖。舌根占舌的后1/3。

3. 舌黏膜

（1）舌背

1）舌体：黏膜呈淡红色，其表面可见许多小突起，为舌乳头。舌乳头可分为<u>丝状乳头</u>、<u>菌状乳头</u>、<u>叶状乳头和轮廓乳头</u>。

<u>丝状乳头</u>：数目最多，体积最小，呈白色，遍布于舌背的前2/3。

<u>菌状乳头</u>：稍大于丝状乳头，数目较少，呈红色，散在于丝状乳头之间。

<u>叶状乳头</u>：位于舌侧缘的后部，为4~8条并列的叶片形黏膜皱襞。

<u>轮廓乳头</u>：体积最大，7~11个，排列于界沟的前方，其中央隆起，周围有环状沟。

<u>轮廓乳头</u>、<u>菌状乳头</u>、<u>叶状乳头和软腭、会厌等处的黏膜中均含有味蕾</u>，为味觉感受器，有感受味觉的功能。

2）舌根：

<u>舌扁桃体</u>：舌根背面黏膜上的许多丘状隆起，由黏膜内淋巴组织聚集而成，称舌扁桃体。

（2）舌下面

<u>舌系带</u>：舌下面的黏膜在舌正中线上形成的一黏膜皱襞，向下方连于口腔底的前部。

<u>舌下阜</u>：舌系带根部两侧的一对小黏膜隆起，内有<u>下颌下腺管和舌下腺大管的开口</u>。

<u>舌下襞</u>：自舌下阜向口底后外侧延续的带状黏膜皱襞，其<u>深面有舌下腺</u>。<u>舌下腺小管开口于舌下襞表面</u>。

4. 舌肌

为骨骼肌，分为舌内肌和舌外肌。

（1）舌内肌　<u>起止点均位于舌内，有舌纵肌、横肌、垂直肌，收缩时可以改变舌的形态。</u>

（2）舌外肌　<u>起自舌周围各骨，止于舌内，有颏舌肌、舌骨舌肌和茎突舌肌等，收缩时可改变舌的位置。</u>

<u>颏舌肌</u>：起自下颌体后面的颏棘，肌纤维呈扇形向后上方分散，止于舌正中线的两侧。<u>两侧颏舌肌同时收缩，拉舌向前下方，即伸舌</u>；<u>一侧颏舌肌收缩可使舌尖伸向对侧</u>。所以，<u>一侧颏舌肌瘫痪后，当伸舌时，舌尖偏向瘫痪侧</u>。

五、唾液腺

分为两类：小唾液腺，位于口腔各部的黏膜内，属于黏液腺；大唾液腺有3对，包括<u>腮腺</u>、<u>下颌下腺</u>和<u>舌下腺</u>（表5-1）。

表5-1　大唾液腺的形态位置和导管开口

名　称	形态	位置	导管开口
腮腺	不规则的楔形，分浅深两部分	外耳道前下方	腮腺管乳头
下颌下腺	椭圆形	下颌下三角内	舌下阜
舌下腺	扁长杏仁状	舌下襞深面	大管→舌下阜 小管→舌下襞

第二节　咽

重点	咽的位置、分部；腭扁桃体的位置。
难点	咽淋巴环的构成；咽的交通。
考点	咽的分部、内面结构；腭扁桃体。

速览导引图

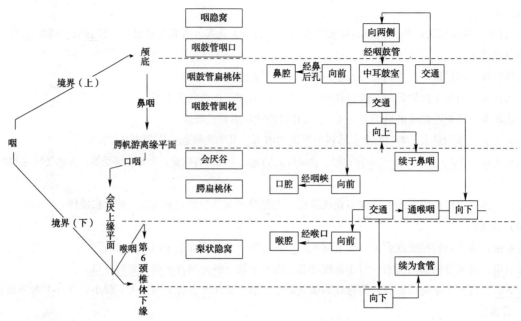

咽（pharynx）是消化管上端的膨大处，呈上宽下窄、前后略扁的漏斗形肌性管道，长约12cm，为消化管和呼吸道的共用通道。

一、位置

第1~6颈椎的前方，上端起自颅底，下端约在第6颈椎体下缘或环状软骨平面移行为食管。咽的前壁不完整，分别与鼻腔、口腔和喉腔相通。

二、分部

以腭帆游离缘和会厌上缘为界分为鼻咽、口咽、喉咽。

（一）鼻咽

1. 境界

鼻咽（nasopharynx）上到达颅底，下至腭帆游离缘平面。

2. 结构

（1）咽鼓管咽口　在鼻咽的侧壁上，相当于下鼻甲后方约1cm处。

（2）咽鼓管圆枕　咽鼓管咽口的前、上、后方的弧形隆起，是寻找咽鼓管咽口的标志。

（3）咽隐窝　咽鼓管圆枕与咽后壁之间的纵行深窝，是鼻咽癌的好发部位。

（4）咽鼓管扁桃体　咽鼓管咽口附近黏膜内的淋巴组织。

3. 交通

向前，经鼻后孔通往鼻腔；两侧，可经咽鼓管咽口、咽鼓管通往中耳鼓室。

（二）口咽

1. 境界

口咽（oropharynx）位于腭帆游离缘与会厌上缘平面之间。

2. 结构

（1）会厌谷　口咽的前壁主要为舌根，此处有一呈矢状位的黏膜皱襞为舌会厌正中襞，连于舌根后部的正中处。舌会厌正中襞两侧的深窝称会厌谷，是异物易停留之处。

（2）**腭扁桃体**　位于口咽侧壁的扁桃体窝内，呈椭圆形，表面覆以黏膜并有许多深陷的小凹，细菌易在此处存留繁殖成为感染病灶。

3. 交通

向前，经咽峡与口腔相通；向上，续于鼻咽；向下，连通喉咽。

（三）喉咽

1. 境界

喉咽（laryngopharynx）上起会厌上缘平面，下至第6颈椎体下缘平面。

2. 结构

喉咽前壁的上份有喉口通入喉腔，在喉口的两侧各有一深窝，称梨状隐窝，是异物易滞留之处。

3. 交通

向前，可经喉口入喉腔；向下，与食管相延续。

（四）咽淋巴环

咽后上方的咽扁桃体、两侧的腭扁桃体、咽鼓管扁桃体和下方的舌扁桃体共同构成咽淋巴环（pharyngeal lymphoid ring），对消化管和呼吸道具有防御功能。

第三节　食　管

重点	食管的分部；食管三个狭窄部的位置及其临床意义。
难点	食管三个狭窄部。
考点	食管三个狭窄部的位置及其临床意义。

速览导引图

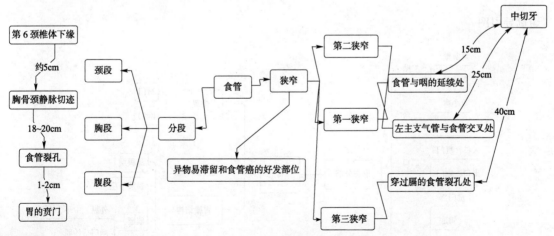

食管（esophagus）为前后扁平的肌性管状器官，是消化管中最狭窄的部分，长约 25 cm。

一、位置

上端在第6颈椎体下缘与咽相续，下端约平第11胸椎体与胃的贲门相续。

二、分部

1. 颈段

第 6 颈椎体下缘至胸骨颈静脉切迹平面，长约 5cm。

2. 胸段

胸骨颈静脉切迹平面至膈的食管裂孔，18~20 cm。

3. 腹段

膈的食管裂孔至胃的贲门，1~2 cm。

三、食管的狭窄处

1. 第一狭窄

食管与咽的延续处，相当于第 6 颈椎体下缘平面，距中切牙约 15 cm。

2. 第二狭窄

左主支气管与食管交叉处，相当于第 5 胸椎体平面，距中切牙约 25 cm。

3. 第三狭窄

食管穿过膈的食管裂孔处，相当于第 10 胸椎体平面，距中切牙约 40 cm。

临床意义：三个狭窄处是异物易滞留和食管癌的好发部位。

第四节　胃

重点	胃的形态、位置和分部。
难点	胃的分部；幽门窦与幽门管。
考点	胃的形态、位置、分部。

速览导引图

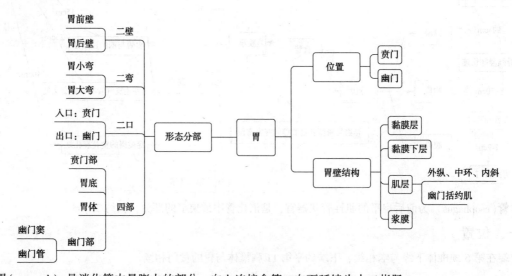

胃（stomach）是消化管中最膨大的部分，向上连接食管，向下延续为十二指肠。

一、形态与分部

在完全空虚时，胃略呈管状，高度充盈时，呈球囊状。胃分为二壁、二弯、二口和四部。

（一）二壁

前壁：朝向前上方。

后壁：朝向后下方。

（二）二弯

1. 胃小弯

凹向右上方，其最低点弯度明显折转处，称角切迹。

2. 胃大弯

凸向左下方。

（三）二口

1. 入口

胃的近侧端与食管连接处是胃的入口，称贲门（cardia）。

在贲门的左侧，食管末端左缘与胃底所形成的锐角，称贲门切迹。

2. 出口

胃的远侧端与十二指肠延续处，为胃的出口，称幽门（pylorus）。

由于幽门括约肌的存在，在幽门表面有一缩窄的环行沟，幽门前静脉常横过幽门的前方，是胃手术时确定幽门的标志。

（四）四部

1. 贲门部（cardiac part）

贲门附近的部分，境界不明显。

2. 胃底（fundus of stomach）

贲门切迹平面以上，向左上方膨出的部分，含有吞咽时进入的空气，X线显示有气泡。

3. 胃体（body of stomach）

自胃底向下方至角切迹处。

4. 幽门部（pyloric part）

胃体与幽门之间的部分。

幽门部借中间沟分为右侧的幽门管和左侧的幽门窦，幽门窦通常位于胃的最低处，胃溃疡和胃癌多发生于幽门窦邻近胃小弯处。

二、位置

因体形、体位和充盈程度不同而变化。中等程度充盈时，大部分位于左季肋区，小部分位腹上区。

胃的贲门和幽门的位置较固定，贲门位于第11胸椎体左侧，幽门约位于第1腰椎体右侧。

三、胃壁结构

1. 黏膜层

黏膜在胃空虚时形成许多皱襞，充盈时变平坦。幽门处的黏膜形成环形的幽门瓣，突向十二指肠腔内，有阻止胃内容物进入十二指肠的功能。

2. 黏膜下层

由疏松结缔组织构成，内有丰富的血管、淋巴管和神经丛。

3. 肌层

较厚，由外纵、中环、内斜的3层平滑肌构成，环行肌环绕于胃的全部。

在幽门处肌层较厚，称幽门括约肌，有延缓胃内容物排空和防止肠内容物逆流入胃的作用。

4. 外膜

为浆膜。

第五节　小　　肠

重点	小肠的分部；十二指肠的位置、分部及各部形态特点；十二指肠悬韧带（Treitz 韧带）的位置；空肠、回肠的形态特点。
难点	十二指肠降部形态特点；十二指肠悬韧带；空肠、回肠的区别。
考点	小肠的分部；十二指肠的位置、分部；十二指肠悬韧带；空肠、回肠的区别。

速览导引图

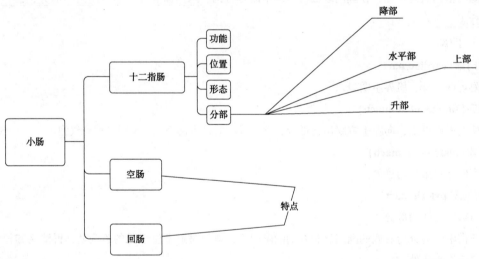

小肠（small intestine）是消化管中最长的一段，成人长 5~7 m，上端连于幽门，下端接续盲肠。分为十二指肠、空肠和回肠三部分，是进行消化和吸收的重要器官。

一、十二指肠

（一）功能

接受胃液、胰液、胆汁的注入，故其消化功能十分重要。

（二）位置

介于胃与空肠之间，大部分位于腹腔上部深处，紧贴腹后壁。

（三）形态

呈"C"形，包绕胰头，长约25 cm。

（四）分部

1. 上部

位置起自幽门，行向右后，至肝门下方和胆囊颈的后下方，急转向下形成十二指肠上曲，续为降部，长约 5 cm。

结构：十二指肠上部近侧端与幽门相连接的一段肠管，长约 2.5 cm，由于其肠壁薄、管径大，黏膜面光滑、平坦且无环状襞，临床上称此段为十二指肠球，是十二指肠溃疡及其穿孔的好发部位。

2. 降部

位置：起自十二指肠上曲，垂直下行于第 1~3 腰椎体和胰头的右侧，至第 3 腰椎体右侧，向左弯行，移行为水平部。转折处的弯曲为十二指肠下曲。长 7~8 cm。

结构：中部的后内侧壁上有一纵行的皱襞，为十二指肠纵襞，其下端的圆形隆起，称十二指肠大乳头，距中切牙约 75 cm，为肝胰壶腹的开口处。在十二指肠大乳头上方 1~2 cm 处，有时可见到十二指肠小乳头，是副胰管的开口处。

3. 水平部

位置：起自十二指肠下曲，横越下腔静脉和第 3 腰椎体的前方，至第 3 腰椎体的左前方移行于升部，长约 10 cm。

4. 升部

位置：自水平部末端起始，斜向左上方，至第 2 腰椎体左侧转向下移行为空肠。仅 2~3 cm。

结构：十二指肠与空肠转折处形成的弯曲称十二指肠空肠曲，其后上壁被一束由肌纤维和结缔组织形成的十二指肠悬肌固定于右膈脚上。十二指肠悬肌和包绕于其下段表面的腹膜皱襞共同形成十二指肠悬韧带，又称为Treitz韧带，是腹部外科手术中确定空肠起始部的重要标志。

二、空肠与回肠

空肠(jejunum)和回肠(ileum)的上端起自十二指肠空肠曲，下端接续盲肠。空肠和回肠被肠系膜悬系于腹后壁，故合称为系膜小肠，有系膜附着的边缘为系膜缘，其相对缘为游离缘（表 5-2）。

表 5-2 空肠与回肠的区别

	空 肠	回 肠
位 置	左腰区、脐区	脐区、右髂区和盆腔内
长 度	约占空肠、回肠近侧2/5	约占远侧3/5
管 径	较 粗	较 细
管 壁	较 厚	较 薄
颜 色	血管较多、较红（粉红色）	血管较少，较浅（粉灰色）
环 状 襞	高而密集	低而稀疏
淋巴滤泡	孤立淋巴滤泡	孤立淋巴滤泡，集合淋巴滤泡
系膜血管	动脉弓级较少（1~2级），直血管长	动脉弓级较多（4、5级），直血管较短

第六节　大　肠

重点	大肠的分部及形态特点；盲肠和阑尾的位置；阑尾根部的体表投影；直肠、肛管的位置和形态特征。
难点	阑尾的位置；肛管黏膜的形态特征；肛门括约肌。
考点	大肠的分部；盲肠和结肠的结构特点；阑尾根部的体表投影；直肠、肛管的位置和形态特征。

速览导引图

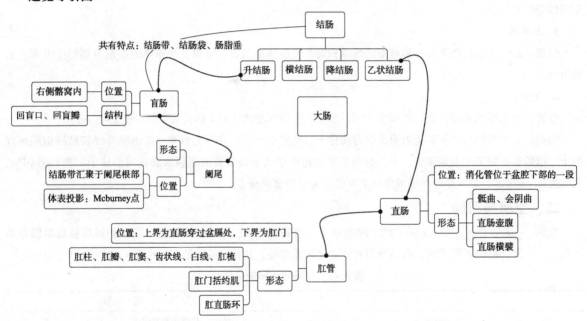

大肠(large intestine) 是消化管的下段，全长约 1.5 m，分为盲肠、阑尾、结肠、直肠和肛管五部分。主要功能是吸收水分、维生素和无机盐，并将食物残渣形成粪便排出体外。

结肠和盲肠的形态特征：

结肠带(colic bands)：有三条，沿大肠纵轴平行排列，由肠壁纵行肌增厚形成，3 条结肠带均汇聚于阑尾根部。

结肠袋(haustra of colon)：是肠壁由横沟分隔并向外膨出的囊状突。

肠脂垂(epiploic appendices)：沿结肠带两侧分布的许多小突起，由浆膜及其所包含的脂肪组织形成。

一、盲肠

（一）位置

右侧髂窝内，是大肠的起始部，长 6~8 cm，下端为盲端，向上延续为升结肠，左侧与回肠相连接。

（二）结构

1. 回盲口

回肠末端通向盲肠的开口。

2. 回盲瓣

回盲口处肠壁内环形肌增厚，并覆以黏膜而形成的上、下两片半月形皱襞，能够阻止小肠内容物过快地流入大肠，以便食物在小肠内充分消化吸收，同时防止盲肠内容物逆流回回肠。

二、阑尾

1. 形态

阑尾是自盲肠下端的后内侧壁延伸的一条细管状结构，外形似蚯蚓，长 5～7 cm。

2. 位置

（1）阑尾的位置主要取决于盲肠的位置，通常阑尾和盲肠共同位于右髂窝内，少数情况可随盲肠位置的变化而出现异位阑尾。

（2）由于阑尾体、阑尾尖的游动性较大，阑尾有回肠下位、盲肠后位、盲肠下位、回肠前位和回肠后位等不同位置。根据中国人的体质调查资料，阑尾以回肠下位和盲肠后位较多见。阑尾的位置变化较多，手术中寻找困难。由于 3 条结肠带汇聚于阑尾根部，故沿结肠带向下追踪是寻找阑尾的可靠方法。

（3）阑尾根部的体表投影　通常位于右髂前上棘与脐连线的中、外 1/3 交点处，该点称为 McBurney 点。由于阑尾的位置常有变化，诊断阑尾炎时确切的体表投影位置并非十分重要，而是在右下腹部有一个局限性压痛点更有诊断意义。

临床病案分析

患者，女，27 岁，8 小时前上腹部及脐周出现持续性钝痛，伴恶心、呕吐。此后，腹痛逐渐阵发性加剧，并向右下腹部转移。检查：体温 37.8℃，腹壁肌紧张，McBurney 点压痛、反跳痛。

临床诊断：急性阑尾炎。

思考：

1. 阑尾的位置与方位如何？

2. 阑尾根部的体表投影在哪里？

3. 导致阑尾易发炎症的解剖学特点有哪些？

4. 外科手术中，如何确认阑尾位置？

解析： 阑尾位于右下腹，由于阑尾体、阑尾尖的游动性较大，因此其方位变化较大。阑尾有回肠下位、盲肠后位、盲肠下位、回肠前位和回肠后位等不同位置，根据中国人体质调查资料，阑尾以回肠下位和盲肠后位较多见，其次是盆位。阑尾的体表投影通常位于右髂前上棘与脐连线的中、外 1/3 交点处的 McBurney 点。

阑尾具有管腔细窄、开口狭小，壁内有丰富的淋巴组织，且阑尾系膜短小，阑尾呈弧形，因而易出现炎性病变。

阑尾的位置变化较多，手术中寻找困难，由于 3 条结肠带汇聚于阑尾根部，故沿结肠带向下追踪是寻找阑尾的可靠方法。

三、结肠

位置：介于盲肠与直肠之间的大肠，整体呈"M"形，包于空、回肠周围，分部及特点见表 5-3。

表 5-3　结肠的分部及其各部位置和特点

分 部	位 置	特 点
升结肠	在右髂窝处与盲肠相延续,沿腰方肌和右肾上升至肝右叶的下方,转折向左前下方移行于横结肠,转折处的弯曲为结肠右曲(肝曲)	长约15 cm,无系膜,借结缔组织贴附于腹后壁,活动性甚小
横结肠	起自结肠右曲,向左880呈下垂弓形横过腹腔中部,至左季肋区,脾的脏面下份处,折转向下形成结肠左曲(脾曲),续于降结肠	长约50 cm,由横结肠系膜连于腹后壁,活动性较大
降结肠	起自结肠左曲,沿左肾外侧缘和左腰方肌前面下行,至左髂嵴续乙状结肠	长约25 cm,无系膜,借结缔组织贴附于腹后壁,活动性很小
乙状结肠	在左髂嵴起自降结肠,经左髂窝入盆腔,全长呈"乙"字形弯曲,至第3骶椎平面续直肠	长约40 cm,由乙状结肠系膜连于盆腔左后壁,活动度较大

四、直肠

1. 位置

是消化管位于盆腔下部的一段,全长10~14 cm,上端在第3骶椎前方起自乙状结肠,沿骶、尾骨前面下行,穿盆膈移行为肛管。

2. 形态结构

矢状面上有两个弯曲:骶曲凸向后方,会阴曲凸向前方。

冠状面上有3个凸向侧方的弯曲,但不恒定。

直肠壶腹:直肠下部的膨大部分。

直肠横襞:由黏膜和环行肌构成,一般有上、中、下三个直肠横襞。中间的直肠横襞较大且明显,位置恒定,通常位于直肠壶腹稍上方的直肠右前壁上,距肛门约7 cm。

五、肛管

(一)位置

长约4 cm,上界为直肠穿过盆膈处,下界为肛门,肛管被肛门括约肌所包绕。

(二)功能

控制排便作用。

(三)结构

1. 肛管内面

(1)肛柱　6~10条纵行黏膜皱襞,内有血管和纵行肌。

(2)肛瓣　连于各肛柱下端彼此间的半月形黏膜皱襞。

(3)肛窦　肛瓣与其相邻的两个肛柱下端共同围成开口向上的隐窝,内有肛腺的开口。肛窦内常积存有粪屑,感染后易导致肛窦炎,严重者可形成肛周脓肿或肛瘘等。

(4)肛直肠线　各肛柱上端的连线,是直肠与肛管的分界线。

(5)齿状线　肛柱下端与肛瓣边缘连成的锯齿状环形线。

(6)肛梳　在齿状线下方约1 cm的环形区。表面光滑,因其深层有静脉丛,故呈浅蓝色。

(7)白线　肛梳下缘不甚明显的环形线。是肛门内、外括约肌的分界处,活体肛诊可触及有一环形浅沟。

(8)肛门　肛管的下口,为一前后纵行的裂孔。

2. 肛门括约肌

(1)肛门内括约肌　为平滑肌,是由肠壁环行肌增厚而形成,有协助排便的作用,无括约肛门功能。

（2）肛门外括约肌　为骨骼肌，受意识支配。位于肛管的平滑肌层之外，围绕整个肛管，有较强的控制排便功能。按肌纤维所在部位分为三部。

①皮下部：位于肛门内括约肌下缘和肛门外括约肌浅部的下方，为围绕肛管下端的环行肌束。此部纤维被切断，不会产生大便失禁。

②浅部：位于皮下部的上方，为环绕肛门内括约肌下部的椭圆形肌束。前、后方分别附着于会阴中心腱和尾骨尖。

③深部：位于浅部的上方，为环绕肛门内括约肌上部的较厚环形肌束。浅、深部是控制排便的重要肌束。

3. 肛直肠环（anorectal ring）

肛门外括约肌的浅部和深部、直肠下份的纵行肌、肛门内括约肌、肛提肌等共同构成一围绕肛管的强大肌环，称肛直肠环，对肛管有重要的括约作用，若手术损伤可导致大便失禁。

第七节　肝

重点	肝的形态，肝门和肝蒂的概念；肝的位置；肝外胆管的组成；输胆管道的组成；胆囊的形态、位置；胆汁产生部位及排出途径。
难点	肝门；肝的分叶；胆汁产生部位及排出途径。
考点	肝门与肝蒂；肝的形态分叶；肝的位置；肝外胆管的组成；胆囊；胆汁产生部位及排出。

速览导引图

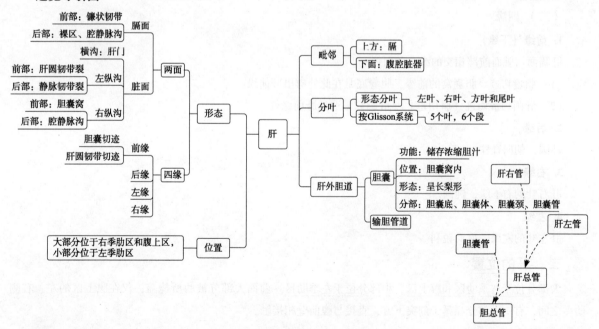

肝（liver）是人体最大的消化腺，也是体内最大的腺体。参与蛋白质、脂类、糖类和维生素等物质的合成、转化与分解，也参与激素、药物等物质的转化和解毒，肝还有分泌胆汁、吞噬、防御以及在胚胎时期造血等重要功能。

一、形态

呈<u>不规则的楔形</u>，棕红色，质地软而脆，可分为上、下两面，前、后、左、右4缘。

（一）两面

1. 上面（膈面）

膨隆，与膈相接触。

（1）前部　有矢状位的镰状韧带，分肝为左、右叶。

（2）后部：

<u>裸区</u>：膈面后部没有腹膜被覆的部分。

<u>腔静脉沟</u>：为裸区左侧部分较宽的沟，内有下腔静脉通过。

2. 下面（脏面）

凹凸不平，邻接腹腔器官，中部有略呈"H"形的沟的3条沟，将肝分为4个叶：<u>左叶</u>、<u>右叶</u>、<u>方叶</u>、<u>尾状叶</u>。

（1）横沟

<u>肝门</u>（porta hepatis）：有<u>肝左右管</u>，<u>肝固有动脉左右支</u>，<u>肝门静脉左右支</u>和肝的神经、淋巴管等出入。

肝蒂：由出入肝门的结构被结缔组织包绕构成。

（2）<u>左纵沟较窄而深</u>。

前部：<u>肝圆韧带裂</u>，内有肝圆韧带。

后部：<u>静脉韧带裂</u>，容纳静脉韧带。

（3）<u>右纵沟宽而浅</u>。

前部：<u>胆囊窝</u>，容纳胆囊。

后部：<u>腔静脉沟</u>，容纳下腔静脉。

<u>第二肝门</u>：在腔静脉沟的上端处，<u>肝左、中、右静脉由此出肝</u>，<u>注入下腔静脉</u>。

（二）四缘

1. 前缘（下缘）

肝膈面与脏面前部相交的缘，薄而锐利。

（1）<u>胆囊切迹</u>　胆囊窝的前缘，胆囊底常在此处露出肝前缘。

（2）肝圆韧带切迹（脐切迹）　肝圆韧带通过肝前缘处。

2. 后缘

钝圆，朝向脊柱。

3. 右缘

肝右叶的右下缘，钝圆。

4. 左缘

肝左叶的左缘，薄而锐利。

二、肝的位置

<u>大部分位于右季肋区和腹上区</u>，<u>小部分位于左季肋区</u>。前面大部分被肋所掩盖，仅在腹上区的左、右侧肋弓之间，有一小部分显露于剑突下方，直接与腹前壁相接触。

三、毗邻

1. 上面

为膈。

膈的上方有右侧胸膜腔、右肺和心等，故肝脓肿时可与膈相粘连，并经膈侵入右肺，其脓液也可以经支气管排出。

2. 下面

（1）肝右叶的前部与结肠右曲邻接；中部近肝门处邻接十二指肠上曲；后部邻接右肾上腺和右肾。

（2）肝左叶下面与胃前壁相邻；后上面邻接食管腹部。

四、肝的分叶与分段

1. 按肝外形

分为左叶、右叶、方叶和尾叶，这与肝内管道系统的配布不完全符合，因而不能适应肝外科手术的要求。

2. 按Glisson 系统

肝内有 4 套管道，形成两个系统，即 Glisson 系统和肝静脉系统。经肝门出入肝的肝门静脉、肝固动脉和肝管的各级分支在肝内的走行、分支和配布基本一致，并被 Glisson 囊包绕共同组成 Glisson 系统。

肝内有些部位缺少 Glisson 系统分布，这些部位称肝裂，肝裂是肝内分叶、分段的自然界线，也是肝部分切除的适宜部位。肝内有正中裂、左叶间裂、右叶间裂 3 个叶间裂，左段间裂、右段间裂、背裂 3 个段间裂，将肝分为左右半肝、5 个叶、6 个段。

五、肝外胆管系统

是指肝门以外的胆管系统，包括胆囊和输胆管道（肝左管、肝右管、肝总管和胆总管）。

（一）胆囊

1. 功能

贮存和浓缩胆汁。

2. 位置

位于肝下面的胆囊窝内。

3. 形态

呈长梨形，容量 40 ~ 60 ml。

4. 分部

（1）胆囊底　向前下方的盲端，圆钝而稍膨大。

体表投影：位于右锁骨中线与右肋弓交点附近。

（2）胆囊体　胆囊的主体部分，与底之间无明显界限。

（3）胆囊颈　在肝门右端附近，胆囊体向下延续并变细的部分。

（4）胆囊管　胆囊颈以直角向左下转弯，移行于胆囊管。

5. 胆囊三角(calot 三角)

胆囊管、肝总管和肝的脏面围成的三角形区域。内有胆囊动脉通过，是胆囊手术中寻找胆囊动脉的标志。

（二）输胆管道

1. 肝管(hepatic duct) 和肝总管(common hepatic duct)

左、右肝管分别由左、右半肝内的毛细胆管逐渐会合形成，出肝门后合成肝总管。肝总管下行，与胆囊管以锐角会合形成胆总管。

2. 胆总管(common bile duct)

由肝总管和胆囊管会合形成。

（1）肝胰壶腹(hepatopancreatic ampulla)　胆总管在十二指肠后内侧壁内与胰管会合，形成一略膨大的共同管道，称肝胰壶腹(Vater 壶腹)，开口于十二指肠大乳头。

（2）Oddi 括约肌　在肝胰壶腹周围，有肝胰壶腹括约肌包绕。在胆总管末段和胰管末段周围亦有少量平滑肌包绕。以上 3 部分括约肌统称为 Oddi 括约肌。

第八节　胰

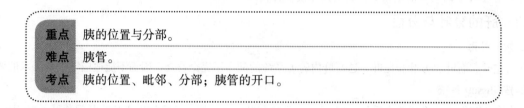

重点	胰的位置与分部。
难点	胰管。
考点	胰的位置、毗邻、分部；胰管的开口。

速览导引图

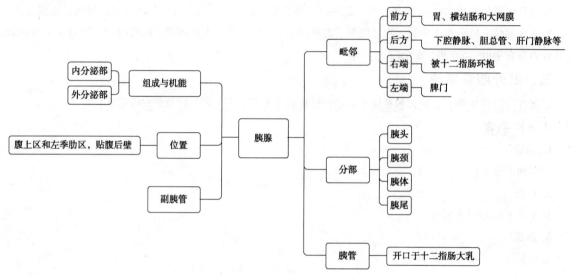

胰（pancrea）是人体第二大的消化腺。为一狭长腺体，质柔软，呈灰红色。

一、组成与功能

1. 外分泌部（腺细胞）

分泌胰液，内含各种消化酶，有分解消化蛋白质、脂肪和糖类的作用。

2. 内分泌部（胰岛）

散在胰实质内，主要分泌胰岛素，调节血糖浓度。

二、位置

位于腹上区和左季肋区，紧贴腹后壁，横过第 1～2 腰椎体前方。

三、毗邻

1. 前方

有胃、横结肠和大网膜等遮盖。隔网膜囊与胃相邻。

2. 后方

有下腔静脉、胆总管、肝门静脉和腹主动脉等结构。

3. 右端

被十二指肠环抱。

4. 左端

脾门。

四、分部

1. 胰头

（1）胰右端膨大部分，被"C"形十二指肠所包绕，后方有胆总管经过。

（2）钩突（unciform process）　胰头下份向左侧突出而绕至肠系膜上动、静脉后方的部分。

2. 胰颈

胰头与胰体之间的狭窄扁薄部。其前上方邻接幽门，后方有肠系膜上静脉和肝门静脉起始部通过。

3. 胰体

位于胰颈与胰尾之间，占胰的大部分，呈三棱柱形。

4. 胰尾

胰左端的狭细部分，末端达脾门，各面均包以浆膜。

五、胰管

位于胰实质内，从胰尾走向胰头。在十二指肠降部后内侧壁与胆总管汇合成肝胰壶腹，开口于十二指肠大乳头。

六、副胰管

在胰头上部，行于胰管上方，开口于十二指肠小乳头。

（新疆医科大学　牛淑亮）

第六章 呼吸系统

重点	呼吸系统的功能和组成；上下呼吸道的概念。
考点	呼吸系统的功能和组成；上下呼吸道的概念。

速览导引图

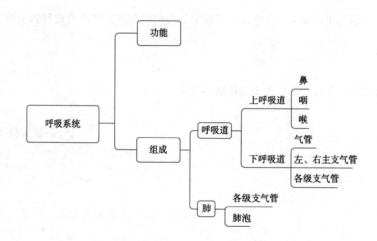

呼吸系统（respiratory system）由呼吸道和肺组成。呼吸道包括鼻、咽、喉、气管和支气管，肺由肺内各级支气管及肺泡等构成。呼吸道是引导气体出入肺的通道，肺是完成气体交换的器官。此外，鼻兼有嗅觉功能，喉兼有发音功能，肺还具有内分泌功能。临床上将鼻、咽和喉称为上呼吸道，气管、主支气管及肺内各级支气管称为下呼吸道。

第一节 鼻

重点	鼻腔的分部，固有鼻腔黏膜的分部；鼻旁窦的名称、位置和开口。
难点	鼻旁窦的位置和开口及临床联系。
考点	鼻腔的分部，固有鼻腔黏膜的分部；鼻旁窦的名称、位置和开口及临床联系。

速览导引图

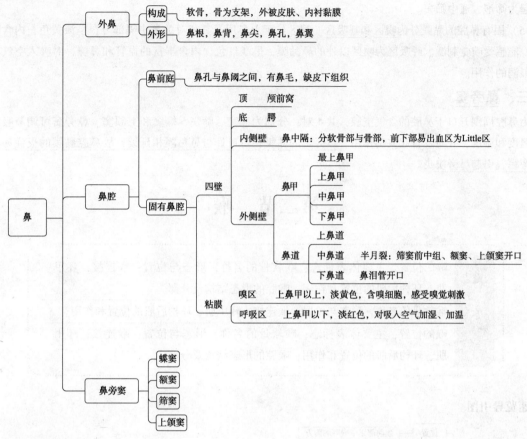

一、外鼻

由鼻骨和软骨作为支架，外被覆皮肤、内衬覆黏膜，可分为骨部和软骨部。外鼻与额相连的部位较窄，位于双眼之间，称鼻根，向下延续为隆起的鼻背，其下端突出称鼻尖。鼻尖两侧的弧形隆起称鼻翼。自鼻翼向外下至口角的浅沟称鼻唇沟，面瘫者的患侧鼻唇沟变浅或消失。外鼻的下方有一对开口称鼻孔，是气体进出呼吸道的门户。

二、鼻腔

由骨和软骨作为支架，内衬以黏膜和皮肤构成。鼻腔被一呈矢状位的鼻中隔分为左、右腔，向前下方经鼻孔通外界，向后经鼻后孔通鼻咽。每侧鼻腔以鼻阈为界分为鼻前庭和固有鼻腔两部分，鼻阈为皮肤与黏膜的交界处。

1. 鼻前庭(nasal vestibule)

由鼻翼围成，内面衬以皮肤，皮肤上生有鼻毛，可过滤尘埃、净化吸入的空气。鼻前庭缺少浅筋膜，皮肤与软骨膜直接相连，发生疖肿时疼痛剧烈。

2. 固有鼻腔(inherent nasal)

由骨和软骨衬覆黏膜构成，形态与骨性鼻腔大致相同，临床上称为鼻腔。

（1）顶壁为颅前窝，当外伤导致颅前窝骨折时，脑脊液或血液可经鼻腔流出。

（2）底壁为腭。

（3）内侧壁为筛骨垂直板、犁骨和鼻中隔软骨等衬覆黏膜构成的鼻中隔。鼻中隔多偏向一侧。其前下部黏膜毛细血管丛丰富，位置浅表，外伤和干燥刺激均易引起出血，称为易出血区或Little区。

（4）外侧壁自上而下有上鼻甲、中鼻甲和下鼻甲，最上鼻甲常出现于上鼻甲的后上方。下鼻道的前部有鼻泪管的开口，中鼻道中部凹向上方的弧形裂隙为半月裂孔，该裂隙的前上方有筛漏斗通额窦，上方呈圆形的隆起为筛泡，通中筛窦。

（5）固有鼻腔的黏膜分为嗅区和呼吸区。嗅区位于上鼻甲及其相对的鼻中隔部分，呈淡黄色，内含有嗅细胞，能感受嗅觉刺激。呼吸区为嗅区以外的鼻黏膜，呈淡红色，内含丰富的血管和鼻腺，对吸入空气有加温、湿润的作用。

三、鼻旁窦

为鼻腔周围开口于鼻腔的含气空腔，共4对，分别为额窦、筛窦、蝶窦和上颌窦。鼻旁窦可调节吸入空气的温度和湿度，并对发音起共鸣作用。鼻旁窦的黏膜在窦口处与鼻黏膜相延续，故鼻腔黏膜的炎症易蔓延至鼻旁窦，引起鼻旁窦炎。

第二节　喉

重点	喉的位置，主要体表标志；喉软骨的名称，形态与位置；喉连接；环甲肌、环杓后肌的位置和作用；喉腔的形态结构及分部。
难点	喉软骨的名称，形态与位置；喉连接；环甲肌、环杓后肌的位置和作用。
考点	喉的位置，主要体表标志；喉软骨的名称，形态与位置；喉连接；环甲肌、环杓后肌的位置和作用；喉腔的形态结构及分部。

速览导引图

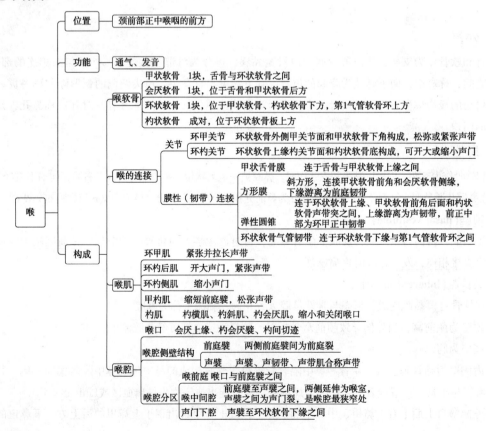

喉（larynx）位于颈前部的正中，喉咽的前方，向上借喉口通喉咽，向下以环状软骨气管韧带连接气管，由喉软骨、软骨连结、喉肌和黏膜构成，既是空气出入的通道，又是发音器官。

一、喉软骨

1. 甲状软骨（thyroid cartilage）

位于舌骨下方，环状软骨上方，构成喉的前外侧壁。由左、右对称的近似呈四边形的软骨板在前方融合形成，融合处称前角，其上端向前突出称喉结，成年男性尤为明显。喉结上方呈"V"字形的切迹，称上切迹。左、右板后缘游离，向上、下方各有一对突起，称为上角和下角，下角与环状软骨构成环甲关节。

2. 环状软骨（cricoid cartilage）

位于甲状软骨的下方，构成喉的底座，前部低窄呈弓状，称环状软骨弓，后部高宽呈板状，称环状软骨板，板上缘的两侧有与杓状软骨相关节的关节面。环状软骨弓与板的交界处有甲关节面，与甲状软骨构成环甲关节。环状软骨是呼吸道中唯一的完整软骨环，对支撑呼吸道起重要作用，损伤后可导致喉腔狭窄。

3. 会厌软骨（epiglottic cartilage）

位于舌根的后方，形似树叶，上宽下窄，上端游离，下端借甲状会厌韧带附着于甲状软骨前角的后面。其前、后面均被覆黏膜，构成会厌。

4. 杓状软骨（arytenoid cartilage）

成对，位于环状软骨板上缘的两侧，呈三棱锥体状。杓状软骨底朝下，与环状软骨板上缘构成环杓关节。杓状软骨底向前方的突起称声带突，有声韧带附着，向外侧的突起称肌突，有喉肌附着。

二、喉的连结

1. 环甲关节（cricothyroid joint）

由环状软骨外侧的甲关节面和甲状软骨下角构成，在环甲肌作用下，甲状软骨在冠状轴上做前倾和复位运动，使声带紧张或松弛。

2. 环杓关节（cricoarytenoid joint）

由环状软骨板上缘的杓关节面和杓状软骨底构成。内旋使声带突互相靠近，缩小声门；外旋则使声带突互相远离，开大声门。

3. 方形膜（quadrangular membrane）

斜方形，起自甲状软骨前角的后面和会厌软骨的两侧缘，向后附着于杓状软骨的前内缘。方形膜的下缘游离，称前庭韧带，较声韧带薄而长，参与构成前庭襞。

4. 弹性圆锥（conus elasticus）

又称为环甲膜。上缘游离，张于甲状软骨前角的后面与杓状软骨声带突之间，称声韧带；下缘附着于环状软骨上缘；中部的弹性纤维增厚，张于环状软骨弓上缘与甲状软骨下缘中部之间，称环甲正中韧带，急性喉阻塞时可在此处穿刺或切开建立暂时的通气道。

5. 甲状舌骨膜（thyrohyoid membrane）

位于舌骨与甲状软骨上缘之间的结缔组织膜，中部增厚称甲状舌骨正中韧带。

6. 环状软骨气管韧带（cricotracheal ligament）

连于环状软骨下缘与第1气管软骨环之间的结缔组织膜。

三、喉肌

1. 环甲肌（cricothyroid muscle）

起自环状软骨弓的前外侧面，肌束斜向后上方，止于甲状软骨的下角和下缘。该肌收缩将加大甲状软骨前角与杓状软骨之间的距离，从而紧张并拉长声带。

2. 环杓后肌（posterior cricoarytenoid muscle）

起自环状软骨板的后面，斜向外上方，止于同侧杓状软骨的肌突。该肌收缩能开大声门裂，紧张声带。

3. 环杓侧肌（lateral cricoarytenoid muscle）

起自环状软骨弓上缘和弹性圆锥的外面，自甲状软骨板的内侧斜行向后上方，止于杓状软骨的肌突。该肌收缩可使声门裂变窄。

4. 甲杓肌（thyroarytenoid muscle）

起自甲状软骨前角的后面，止于杓状软骨的外侧面和声带突，收缩时能缩短前庭襞。下部肌束位于声襞内的声韧带外侧，称声带肌，收缩使声襞变短而松弛。

5. 杓肌（arytenoid muscle）位于喉的后壁

（1）杓横肌　两端连于两侧杓状软骨的肌突及其外侧缘。收缩能紧张声带，缩小喉口和喉前庭。

（2）杓斜肌　位于杓横肌的后方，起自杓状软骨，止于对侧杓状软骨尖。收缩可缩小喉口，与杓横肌共同收缩则关闭喉口。

（3）杓会厌肌　起自杓状软骨尖，止于会厌软骨和甲状软骨会厌韧带。收缩可拉会厌向后下，关闭喉口。

四、喉腔

由喉软骨、韧带、喉肌、喉黏膜等共同围成的空腔。被前庭襞和声襞分为喉前庭、喉中间腔和声门下腔。

1. 喉口（aditus laryngis）

由会厌上缘、杓会厌襞和杓间切迹围成。

2. 前庭襞（vestibular folds）

自甲状软骨前角的中部连于杓状软骨的声带突上方。两侧前庭襞之间的矢状位裂隙称前庭裂。

3. 声襞（vocal folds）

较前庭襞更为突向喉腔，自甲状软骨前角的中部连于杓状软骨的声带突。

位于两侧声襞和杓状软骨基底部之间的矢状位裂隙，称声门裂，是喉腔最狭窄的部位。

声襞与其深面的声韧带和声带肌合称为声带。

4. 喉前庭（laryngeal vestibule）

位于喉口与前庭襞之间的部分。

5. 喉中间腔（intermedial cavity of larynx）

位于前庭襞与声襞之间，是喉腔3部中容积最小者。喉中间腔向两侧延伸至前庭襞与声襞之间的梭形隐窝称喉室。

6. 声门下腔（infraglottic cavity）

位于声门裂至环状软骨下缘之间的部分。

第三节　气管和支气管

重点	气管的位置和结构特点；左、右主支气管形态差别及其临床意义。
考点	气管的位置和结构特点；左、右主支气管形态差别及其临床意义。

速览导引图

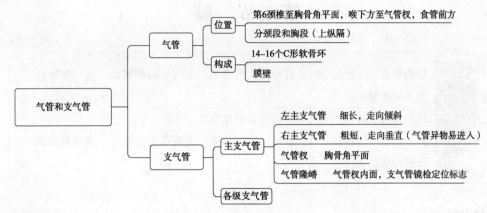

一、气管

1. 位置

位于食管前方，上端与环状软骨相连（平第 6 颈椎体下缘），下端在胸骨角平面（平第 4 胸椎体下缘）分为左、右主支气管，其分杈处称气管杈，气管杈内面形成向上凸的半月形纵嵴称气管隆嵴，多偏向左侧，是支气管镜检查的定位标志。

2. 构成

由 14～16 个"C"形的气管软骨环借结缔组织和平滑肌连接形成，内衬黏膜。各气管软骨的缺口朝向后方，由平滑肌和结缔组织构成膜壁所封闭。

3. 分段

可分为颈段和胸段。颈段较短而浅表，沿颈前正中下行，前方有皮肤、浅筋膜（内含有颈前静脉）、颈筋膜浅层、胸骨上间隙、舌骨下肌群和气管前筋膜，在第 2～4 气管软骨环的前方还有甲状腺峡，两侧有颈部的大血管、甲状腺侧叶，后面紧贴食管。胸段较长，位于上纵隔内，前方有胸腺、左头臂静脉和主动脉弓，后方紧贴食管。

二、支气管

支气管（bronchi）是气管分出的各级分支，其中一级分支为左、右主支气管。

1. 右主支气管（right principal bronchus）

平均长 1.9～2.6 cm，外径 1.2～1.5 cm，气管中线与主支气管下缘之间的夹角，称嵴下角，平均 22°～25°。

2. 左主支气管（left principal bronchus）

平均长 4.5～5.2 cm，外径 0.9～1.4 cm，嵴下角平均 35°～36°。

左、右主支气管的区别：左主支气管细、长，走向倾斜，嵴下角大；右主支气管粗、短，走向较垂直，嵴下角小。因此，经气管坠入的异物多进入右主支气管。

第四节　肺

重点	肺的形态、位置和分叶；肺根结构的排列；支气管树的概念；支气管肺段及其临床意义。
难点	肺根结构的排列；支气管肺段及其临床意义。
考点	肺的形态、位置和分叶；肺根结构的排列；支气管树的概念；支气管肺段及其临床意义。

速览导引图

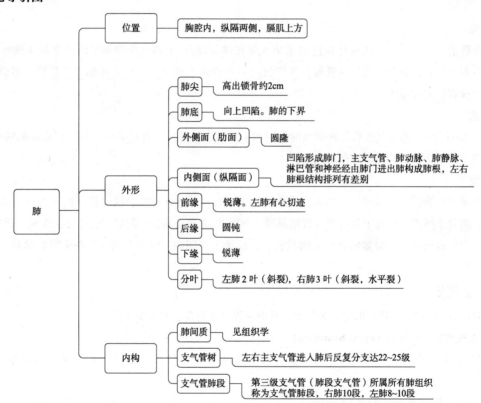

一、肺的位置与形态

肺位于胸腔内，纵隔的两侧和膈的上方，左、右各一。左肺窄长，被斜裂分为上、下两叶。右肺宽短，被斜裂和水平裂分为上、中、下三叶。<u>左、右肺外形近似圆锥体，有1尖、1底、2面、3缘</u>。

肺的上端钝圆称<u>肺尖</u>，经胸廓上口突入颈根部，<u>高出锁骨内侧1/3上方约2cm</u>。

<u>肺底</u>与膈相贴，呈向上的半月形凹陷。

外侧面圆凸而广阔，贴近肋和肋间肌，又称为<u>肋面</u>。内侧面贴近纵隔，称<u>纵隔面</u>，其中央呈椭圆形的凹陷称<u>肺门</u>，是主支气管、肺动脉、肺静脉、淋巴管和神经等出入的部位。这些出入的结构被结缔组织和胸膜包裹成束，称<u>肺根</u>。肺根内的结构排列自前向后为<u>上肺静脉、肺动脉、主支气管</u>，<u>自上而下左肺根为肺动脉、左主支气管、下肺静脉，右肺根为上叶支气管、肺动脉、下肺静脉</u>。

<u>前缘锐薄</u>，左肺前缘的下部有呈弧形的切迹，称<u>心切迹</u>，其下方向内下的突出部分称<u>左肺小舌</u>。

下缘较锐薄，伸入肋膈隐窝。

后缘厚而钝圆，贴于脊柱的两侧。

二、支气管树

左、右主支气管（一级支气管）在肺门处先分出肺叶支气管（二级支气管）至各肺叶。左肺有上叶支气管和下叶支气管；右肺有上叶支气管、中叶支气管和下叶支气管。各肺叶支气管再分出肺段支气管（三级支气管）。每个肺段支气管又反复分支，呈树枝状，故称为支气管树。肺内支气管分支可达 23~25 级，最后连于肺泡。

三、支气管肺段

简称肺段(pulmonary segments)，是每一肺段支气管及其分支分布区的全部肺组织的总称。

支气管肺段呈圆锥形，尖端朝向肺门，底位于肺的表面，构成了肺的形态学和功能学的基本单位。

左、右肺通常各有 10 个肺段，有时左肺出现共干肺段支气管，如上叶的尖段、后段支气管和下叶的内侧底段、前底段支气管常发自一个共干，此时左肺仅有 8 个肺段。

相邻肺段间隔内有肺静脉属支及疏松结缔组织。

第五节　胸　　膜

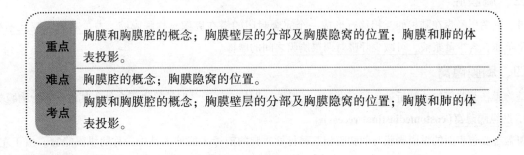

速览导引图

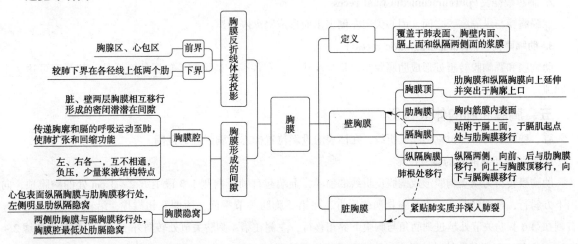

胸膜(pleura) 是覆盖于肺表面、胸壁内面、膈上面和纵隔两侧的一层薄而光滑的浆膜。贴于肺表面的部分称脏胸膜；衬覆于胸壁内面、膈上面和纵隔侧面的部分称壁胸膜；脏、壁胸膜之间形成密闭潜在的腔隙称胸膜腔。

一、壁胸膜

依其覆盖的部位不同分为 4 部分。

1. 肋胸膜（costal pleura）

衬覆于肋骨、胸骨、肋间肌、胸横肌和胸内筋膜等结构的内面。其前缘位于胸骨后方，后缘达脊柱两侧，下缘以锐角移行为膈胸膜，上部移行为胸膜顶。

2. 膈胸膜（diaphragmatic pleura）

覆盖于膈的上方，与膈紧密相贴，不易剥离。

3. 纵隔胸膜（mediastinal pleura）

覆盖于纵隔两侧，其中部包裹肺根并移行为脏胸膜。纵隔胸膜向上移行为胸膜顶，下缘与膈胸膜相移行，前、后缘延续为肋胸膜。

4. 胸膜顶（cupula of pleura）

肋胸膜和纵隔胸膜向上延伸至胸廓上口平面以上，覆盖于肺尖的上方，形成穹窿状的胸膜顶。胸膜顶突出胸廓上口，最高点可高出锁骨内侧 1/3 段上方 2 ~3 cm。

二、脏胸膜

紧贴于肺表面，不易分离，并深入肺裂包被各个肺叶，与肺实质紧密相贴。

三、胸膜腔

脏、壁两层胸膜在肺根处互相移行形成一个完全封闭的潜在腔隙，称胸膜腔。左、右胸膜腔互不相通，腔内呈负压，含少量浆液，可减少呼吸时两层胸膜之间的摩擦。

四、胸膜隐窝

壁胸膜在某些部位的转折处，留有潜在性的腔隙，即使在深吸气时肺缘也不会伸入其内，称为胸膜隐窝。

1. 肋纵隔隐窝（costomediastinal recess）

覆盖于心包表面的纵隔胸膜与肋胸膜相互移行处，肺的前缘未能伸入其中，称肋纵隔隐窝。由于左肺前缘有心切迹，因此左侧肋纵隔隐窝较大。

2. 膈纵隔隐窝（phrennicomediastinal recess）

在膈胸膜与纵隔胸膜之间，因心尖向左侧突出而形成膈纵隔隐窝。

3. 肋膈隐窝（costodiaphragmatic recess）

肋胸膜和膈胸膜转折处形成肋膈隐窝。呈半环状，左右各一，是胸膜腔位置的最低处，其深度可达 2 个肋间隙。

五、胸膜和肺的体表投影

脏、壁胸膜反折部位称胸膜反折线，在体表的投影位置标志着胸膜腔的范围。

1. 胸膜反折线前界的体表投影

肋胸膜转折为纵隔胸膜形成胸膜反折线的前界，上端起自锁骨内侧 1/3 段上方 2 ~3 cm 处的胸膜顶，向内下方斜行，经胸锁关节后方至胸骨柄的后方，在第 2 胸肋关节平面，两侧互相靠拢，沿正中线垂直下行。右侧在第 6 胸肋关节处越过剑肋角与胸膜下界相移行，左侧在第 4 胸肋关节处转向外下方，沿胸骨外侧缘 2 ~2.5 cm 下行，至第 6 肋软骨的后方与胸膜下反折线相移行。

在第 2 胸肋关节平面以上，两侧胸膜前反折线之间，胸骨柄的后方形成一个无胸膜覆盖的呈倒三角形区域，称胸腺区。儿童较宽，内有胸腺，成人较窄，内有胸腺遗迹和结缔组织。在第 4 胸肋关节平面以下，两侧胸膜前反折线互相分开，胸骨体下部与左侧第 4、5 肋软骨后方形成一个三角形区域，称心包区。

2. 胸膜反折线下界的体表投影

肋胸膜转折为膈胸膜为胸膜反折线的下界，右侧起自第6胸肋关节的后方，左侧起自第6肋软骨的后方，两侧均向外下方斜行，在锁骨中线与第8肋相交，在腋中线与第10肋相交并转向后内侧，在肩胛线与第11肋相交，终止于第12胸椎体平面。

3. 肺的体表投影

两肺下界的体表投影大致相同，在锁骨中线与第6肋，腋中线与第8肋，肩胛线与第10肋相交，接近脊柱外侧缘平对第10胸椎体平面。深呼吸时，两肺下缘可上下移动2~3 cm。

第六节 纵 隔

速览导引图

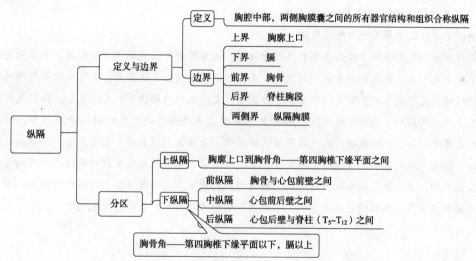

纵隔(mediastinum) 是位于胸腔中部，两侧纵隔胸膜之间所有器官、结构和结缔组织的总称。前界为胸骨，后界为脊柱胸段，两侧界为纵隔胸膜，上界为胸廓上口，下界为膈。通过胸骨角至第4胸椎体下缘的平面，将纵隔分为上纵隔和下纵隔。

一、上纵隔

上界为胸廓上口，下界为胸骨角与第4胸椎体下缘平面，前方为胸骨柄，后方为第1~4胸椎体。主要器官结构自前向后为胸腺、头臂静脉、上腔静脉、膈神经、迷走神经、喉返神经、主动脉及其三大分支、食管、气管、胸导管和淋巴结等。

二、下纵隔

下纵隔以心包为界分为前、中、后纵隔。

1. 前纵隔 (anteroir mediastinum)

位于胸骨体与心包前壁之间，较狭窄，内有胸腺或胸腺遗迹、纵隔前淋巴结、胸廓内动脉纵隔支和疏松结缔组织等。

2. 中纵隔 (middle mediastinum)

位于心包的前、后壁之间，主要有心包、心、出入心的大血管、膈神经、心包膈血管和淋巴结等。

3. 后纵隔 (posterior mediastinum)

位于心包后壁与脊柱胸段（$T_5 \sim T_{12}$）之间，内有气管杈、主支气管、食管、胸主动脉、奇静脉、半奇静脉、迷走神经、胸导管、胸交感干和淋巴结等。

临床病案分析

刘某，男性，23 岁，因 1 小时前突发左侧胸痛急症入院。患者 3 小时前在家看电视时无明显诱因突发左侧胸上部剧烈疼痛，吸气时加重，并渐感呼吸困难。患者既往体健。

入院检查：体温 37.6℃；脉搏 118 次/分（成人静息时为 60 ~ 100 次/分）；呼吸 21 次/分（正常成年人为 14 ~ 18 次/分；女性略高）；血压 120/76 mmHg；体重 68kg；身高 180 cm。胸部检查：左侧上胸部肋间隙饱满，叩诊呈鼓音，呼吸音弱。胸部 X 片显示左侧肺野可见脏胸膜影，外周无肺纹理，纵隔向左侧偏斜。心电图与心肌酶学检查无异常。

思考：1. 患者可能的诊断是什么？

2. 患者胸部 X 光片与正常人的相比有何不同？

解析：患者诊断为原发性自发性气胸。

原发性自发性气胸多见于瘦高体形的男性青壮年，此类患者可出现胸膜下肺大疱，多在肺尖部，此种胸膜下肺大疱形成的原因尚不清楚，与吸烟、身高和小气道炎症可能有关，也可能与非特异性炎症瘢痕或弹性纤维先天性发育不良有关。常在休息时发病，发病机制为胸膜下肺大疱破裂，肺内气体经由脏胸膜破裂口进入胸膜腔，患侧肺被压缩，胸部 X 光片典型表现为外凸弧形的细线条形阴影，称为气胸线，线外透亮度增高，无肺纹理，线内为压缩的肺组织。大多数起病急骤，患者突感一侧胸痛，针刺样或刀割样，继之出现胸闷和呼吸困难。根据壁层胸膜破裂情况不同及其发生后对胸腔内压力的影响，可分为闭合性气胸、交通性气胸和张力性气胸三种类型。此患者疼痛持续存在，呼吸困难逐渐加重，且胸片显示左肺明显受压，纵隔明显偏向健侧，张力性气胸的可能性大，需紧急抢救处理。

（中南大学　王晓晟）

第七章　泌尿系统

泌尿系统组成：肾、输尿管、膀胱、尿道。

第一节　肾

重点	肾的形态、位置、被膜和内部结构；肾门的概念，肾蒂的构成。
难点	肾的畸形与异常。
考点	肾的形态、位置、被膜和内部结构；肾门的概念，肾蒂的构成。

速览导引图

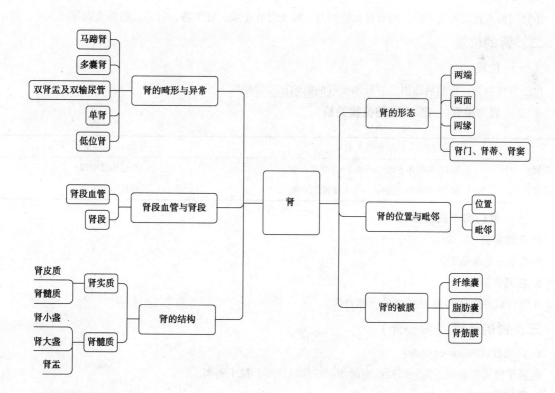

一、肾的形态

（一）实质性器官

左、右各一，形似蚕豆，分两端、两面、两缘。

（二）两端

1. 上端

宽而薄。

2. 下端

窄而厚。

（三）两面

1. 前面

较凸，朝向腹外侧。

2. 后面

较平，紧贴腹后壁。

（四）两缘

1. 外缘

凸隆。

2. 内缘

中部凹陷称肾门，为肾的血管、神经、淋巴管及肾盂出入之门户。

（五）肾蒂

出入肾门诸结构为结缔组织包裹形成。

（六）肾窦

由肾门伸入肾实质的凹陷。内有肾血管的分、属支及肾小盏、肾大盏、肾盂、脂肪组织等。

二、肾的位置

（一）位置

位于脊柱两侧，腹膜后隙内。右肾因受肝的影响比左肾略低。

（二）肾与椎骨、第12肋的位置关系

	与椎骨的关系	与第12肋的关系
左肾	第11胸椎体下缘——第2~3腰椎间盘	斜过后面中部
右肾	第12胸椎体上缘——第3腰椎体上缘	斜过后面上部

（三）肾门的体表投影

1. 在腹前壁

相当第9肋前端附近。

2. 在腰背部

在竖脊肌外缘与第12肋夹角处，称肾区。

三、肾的被膜（内→外）

1. 纤维囊（fibrous capsule）

包裹于肾实质表面，为坚韧而致密的薄层结缔组织膜，易于剥离。

2. 脂肪囊（fatty renal capsule）

也叫肾床，位于纤维囊外周，包裹肾的脂肪层，起弹性垫的保护作用。

3. 肾筋膜（renal fascia）

（1）位于脂肪囊外面，分前、后层包被肾和肾上腺周围。

（2）肾筋膜向深面发出结缔组织小梁穿脂肪囊连于纤维囊，对肾起固定作用。

（3）两层在肾上腺上方和肾外侧缘处愈着，在肾的下方分离、开放。

四、肾的结构

（一）肾实质

1. 皮质（renal cortex）

位于肾实质的表层，红褐色，富含血管。肾柱是伸入肾锥体之间的皮质。

2. 髓质（renal medulla）

位于肾实质的深层，由 1~20 个肾锥体构成，其底朝皮质，尖向肾窦，称肾乳头，有时 2~3 个肾锥体尖合成一个肾乳头，顶端有许多乳头孔。

（二）肾窦

肾小盏：7~8 个，漏斗形，包绕肾乳头，承接排出的尿液。

↓（2~3 个合成一个）

肾大盏

↓（2~3 个合成一个）

肾盂

五、肾段血管与肾段

1. 肾段动脉

肾动脉（renal artery）在肾门处通常分为前支和后支。前支较粗，分出 4 个分支和后支共同进入肾实质内，这些分支在肾实质内呈节段性分布，称肾段动脉（segmental artery）。

2. 肾段

每支肾段动脉分布于一定区域的肾实质，称为肾段（renal segment），可分为上段、上前段、下前段、下段和后段 5 段，各肾段均由同名动脉供应，肾动脉分支之间缺乏吻合，各肾段间被少血管的肾间组织所分隔，称乏血管带。若肾段动脉阻塞可导致肾段坏死。肾静脉及其属支与同名动脉相伴行，无节段性，互相形成丰富的吻合支。

六、肾的畸形与异常

1. 马蹄肾（horse shoe kidney）

两侧肾的下缘互相连接呈马蹄铁形，发生率为 1%~3%，易引起肾盂积水、感染或结石。

2. 多囊肾（polycystic kidney）

属于遗传性疾病，为胚胎时期肾小管与集合管不交通，导致肾小管的分泌物排出困难，引起肾小管膨大成囊状，随着囊肿的增大，肾组织逐渐萎缩、坏死而最终导致肾衰竭。

3. 双肾盂及双输尿管

由胚胎发育过程中输尿管芽反复分支形成。

4. 单肾

一侧发育有不全或缺如，如中国人以右侧为多。先天性单肾发生率约为 0.05%。

5. 低位肾

一侧者多见，两侧者少见，多因胚胎期的肾上升受影响所致。因输尿管短而变形，常易引起肾盂积水、感染或结石。

七、肾移植

肾移植是将健康者的肾移植给有肾病变并丧失肾功能的患者。目前，肾衰竭晚期最理想的治疗方法是肾移植。肾移植可分为自体肾移植、同种肾移植和异种肾移植。习惯将同种肾移植简称为肾移植。

供体肾要求其生理功能良好，有丰富的血供，保留的输尿管也有良好的血供。供体肾取出后要保存在高渗透压和高浓度的钾、钙、镁的低温营养保存液中，手术时通常将移植的肾放在受体的盆腔内，髂窝是放置移植肾的理想部位，要求将供体肾的全部肾动脉与髂内动脉及其分支相吻合，肾静脉与髂外静脉相吻合，并将输尿管吻合至膀胱上。手术后需要长期服用免疫抑制剂。

第二节 输 尿 管

重点	输尿管的分部和三个狭窄部的位置及临床意义。
难点	输尿管与子宫动脉的关系。
考点	输尿管的分部和三个狭窄部的位置及临床意义。

速览导引图

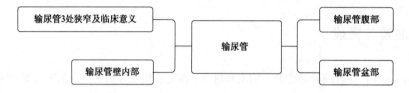

一、形态

一对细长的肌性管道。起自肾盂末端，终止于膀胱，长 25 ~ 30 cm，管径 0.5 ~ 0.7 cm。全长可分为 3 部分。

二、分部

1. 腹部(abdominal part of ureter)

从肾盂末端至跨越髂血管处。在腹后壁腹膜后方，沿腰大肌前面下行。

2. 盆部(pelvic part of ureter)

从跨越髂血管处至膀胱底的一段。沿盆侧壁向后下行，男性输尿管沿盆腔侧壁弯曲向前，与输精管相交后转向前内侧，达膀胱底；女性输尿管走行于子宫颈两侧，距子宫颈外侧约 2.5 cm 处，从子宫动脉后下方经过，达膀胱底。

3. 壁内部(intramural part of ureter)

位于膀胱壁内，斜穿膀胱壁，以输尿管口开口于膀胱。膀胱充盈时，压迫壁内部使管腔闭合，可阻止膀胱内尿液向输尿管反流。

三、狭窄

1. 上狭窄(superior stricture)

位于肾盂输尿管移行处。

2. 中狭窄(middle stricture)

位于骨盆上口，输尿管跨过髂血管处。

3. 下狭窄(inferior stricture)

位于输尿管的壁内部，此处为狭窄。

4. 临床意义

常是输尿管结石滞留的部位，从而引起剧烈绞痛。

四、女性输尿管与子宫动脉的位置关系及临床意义

在坐骨棘平面，女性输尿管盆部向内侧走行，经子宫阔韧带基底附近的结缔组织内至子宫和阴道穹的两侧。在距子宫颈约 2 cm 处，自子宫动脉的后下方走行至子宫颈阴道上部的外侧 2 cm 处，斜向内侧走行，经阴道前方至膀胱底，再斜行穿入膀胱。因此，临床上常以"小桥流水"来描述子宫动脉与输尿管的位置关系。在施行子宫切除术结扎子宫动脉时应特别注意这种位置关系，以免误将输尿管结扎。

第三节 膀　　胱

重点	膀胱的形态、位置，膀胱三角的位置及黏膜特点。
难点	膀胱三角的位置和黏膜特点。
考点	膀胱的形态、位置；膀胱三角的位置及黏膜特点。

速览导引图

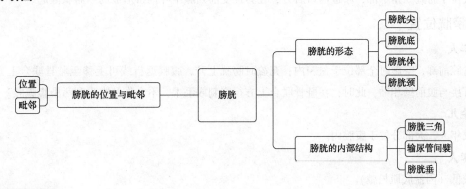

一、膀胱形态

是储存尿液的肌性囊状器官。

（一）容量

1. 正常成年人

350～500 ml，最大可达 800 ml，女性小于男性。

2. 新生儿

约为成人的 1/10。

3. 老年人

因膀胱肌张力低而容量增大。

（二）分部

1. 膀胱尖

朝向前上方。

2. 膀胱底

朝向后下方，呈三角形。

3. 膀胱体

尖与底之间的部分。

4. 膀胱颈

是膀胱的最下部，有尿道内口。

二、膀胱内面结构

（一）膀胱三角

1. 位置

位于膀胱底内面，两输尿管口与尿道内口之间的三角区。

2. 结构特点

缺少黏膜下层，此处黏膜无论膀胱扩张或收缩，均保持平滑。

3. 临床意义

是结核、肿瘤、炎症的好发部位。

（二）输尿管间襞

两个输尿管口之间的皱襞，是临床寻找输尿管口的标志。

（三）膀胱垂

成年人位于膀胱三角下部，尿道内口后方，在男性受前列腺中叶推挤形成的纵嵴状隆起。

三、膀胱位置

1. 成年人

位于盆腔前部，空虚时全部位于盆腔内；充盈时膀胱上升，腹膜返折线可上移至耻骨联合上方，使膀胱的前下壁直接与腹前壁相贴，此时，在耻骨联合上方行穿刺或手术，不会伤及腹膜和污染腹膜腔。

2. 新生儿

高于成年人，大部分位于腹腔内。

3. 老年人

位置较低（因盆底肌松弛）。

第四节　女性尿道

重点	女性尿道的形态特点和开口部位。
难点	女性尿道的形态特点。
考点	女性尿道的形态特点和开口部位。

速览导引图

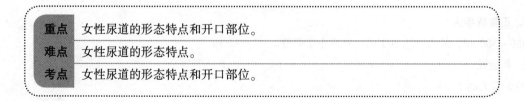

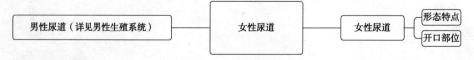

一、女性尿道行程

起于膀胱的尿道内口，向前下行，穿尿生殖膈（尿道阴道括约肌环绕），以尿道外口（阴道括约肌环绕）

开口于阴道前庭，长约 3～5 cm。

二、女性尿道特点

较男尿道短、宽、直，易引起逆行尿路感染。

临床病案分析

某男，40岁，因左腰部阵发性绞痛，辗转不安，伴恶心，排尿不适2小时来医院急诊，过去有类似发作史。检查：左肾区明显叩痛，尿常规红细胞阳性。诊断为肾盂输尿管结石。

思考：1. 结石易嵌在何处？

2. 结石经什么途径排出体外？

3. 为什么出现血尿？

4. 试述输尿管腹部的毗邻。

解析：1. 结石易在狭窄处滞留，在男性除嵌在输尿管的3个狭窄处（肾盂输尿管移行处、跨越小骨盆入口处、斜穿膀胱壁处）外，还易嵌在经过尿道的3个狭窄处（尿道内口、尿道膜部和尿道外口）。

2. 肾盂结石排出体外要依次经过肾盂、输尿管、膀胱和尿道。

3. 结石嵌顿处由于肾盂或输尿管的收缩，引起壁层损伤而导致血尿。

4. 左、右输尿管毗邻不同。①左输尿管：前面有十二指肠空肠曲、降结肠血管、睾丸（卵巢）血管。②右输尿管：前面有十二指肠降部、升结肠血管、回结肠血管、睾丸（卵巢）血管、回肠末端，在右髂窝输尿管的外侧有盲肠、阑尾。

（新疆医科大学　刘凤霞）

第八章　男性生殖系统

生殖系统功能繁殖后代，形成并保持第二性征。

1. 内生殖器

（1）生殖腺（genital gland）　睾丸（testis），产生精子和分泌男性激素。

（2）输精管道　附睾（epididymis）、输精管（ductus deferens）、射精管（ejaculatory duct）和男性尿道（male urethra）。

（3）附属腺　精囊（seminal vesicle），前列腺（prostate），尿道球腺（bulbourethral gland），分泌液参与精液组成，供精子营养并有利精子活动。

2. 外生殖器

（1）阴茎（penis）。

（2）阴囊（scrotum）。

第一节　男性内生殖器

重点	男性生殖器组成；各内生殖器官的位置、名称及主要功能；睾丸和附睾内部结构；输精管形态特征、分部和行程；精索的组成及位置。前列腺的形态、位置、分叶。
难点	睾丸的下降；精索的组成及位置。
考点	男性生殖器组成；睾丸和附睾的内部结构；输精管分部和行程；精索的组成及位置；前列腺的位置、分叶。

速览导引图

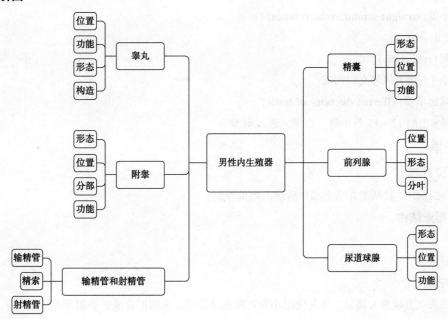

一、睾丸

（一）位置

睾丸（testis）位于阴囊内，一般左侧略低于右侧。

（二）形态

微扁的椭圆体，表面光滑，包括两缘、两端、两面。

1. 两缘

（1）前缘　游离。

（2）后缘　有血管、神经和淋巴管出入，并与附睾、输精管相接触。

2. 两端

（1）上端　被附睾头遮盖。

（2）下端　游离。

3. 两面

（1）外侧面　较隆凸。

（2）内侧面　较平坦。

（三）结构

1. 白膜（tunica albuginea）

位于睾丸表面的一层坚厚纤维膜。

2. 睾丸纵隔（mediastinum testis）

白膜在睾丸后缘增厚，并凸入睾丸内形成。

3. 睾丸小隔（septula testis）

从纵隔发出的小隔，伸入睾丸实质，将其分为 100～200 个睾丸小叶。

4. 生精小管（seminiferous tubules）

每个小叶内含有 2～4 条盘曲小管，其上皮能产生精子。小管间的结缔组织内有分泌男性激素的间质细胞。

5. 精直小管(straight seminiferous tubules)

精曲小管汇合成。

6. 睾丸网(rete testis)

精直小管进入睾丸纵隔交织而成。

7. 睾丸输出小管(efferent ductules of testis)

从睾丸网发出的 12～15 条小管，出睾丸进入附睾。

二、附睾

（一）位置

附睾(epididymis) 紧贴睾丸的上端和后缘而略偏外侧。

（二）形态结构

1. 外形

呈新月形。

2. 分部与结构

（1）附睾头　上端膨大部分。睾丸输出小管弯曲盘绕形成，末端汇合成一条附睾管。

（2）附睾体　附睾的中部，附睾管迂回盘曲形成。

（3）附睾尾　下端较细部分，附睾管迂回盘曲形成，向上弯曲续输精管。

（三）功能

暂时储存精子的器官；分泌附睾液营养精子，促进精子成熟。

三、输精管和射精管

（一）输精管

1. 形态特征

管壁较厚，肌层较发达，管腔细小，活体触摸时呈坚实圆索状。

2. 分部与行径

是附睾管的直接延续，依行程分为四部。

（1）睾丸部　始于附睾尾，（于其内侧）沿睾丸后缘上行至睾丸上端。

（2）精索部　介于睾丸上端与腹股沟管浅环之间的一段，位于精索其他结构的后内侧。此段位于皮下，易触及，为结扎输精管的良好部分。

（3）腹股沟管部　位于腹股沟管精索内。

（4）盆部　由深环出腹股沟管，弯向内下，沿盆侧壁行向后下，经输尿管前方至膀胱底后面，在精囊内侧膨大成**输精管壶腹**(ampulla ductus deferentis)。

（二）射精管合成与开口

在前列腺底的后上方，输精管末端变细，与精囊排泄管汇合成射精管(ejaculatory duct)，穿前列腺开口于尿道前列腺部。

（三）精索

1. 形态与位置

精索(spermatic cord) 为柔软的圆索状结构，从腹股沟管深环经腹股沟管延至睾丸上端。

2. 内容

输精管、睾丸血管、输精管血管，神经、淋巴管和鞘韧带等。

3. 被膜

自浅环以下，从内向外依次为精索内筋膜、提睾肌和精索外筋膜。

四、精囊

1. 形态

精囊（seminal vesicle）为长椭圆形囊状器官，表面凹凸不平。

2. 位置

膀胱底的后方，输精管壶腹的下外侧。

3. 排泄管

与输精管壶腹末端合成射精管（ejaculatory duct）。

4. 功能

分泌的液体参与精液组成。

五、前列腺

（一）形态

前列腺（prostate）是不成对的实质器官，呈前后稍扁的栗子形。

1. 前列腺底

上端宽大部分，邻接膀胱颈，有尿道和射精管穿入。

2. 前列腺尖

下端尖细部分，位于尿生殖膈之上，尿道由此穿出。

3. 前列腺体

底与尖之间的部分，后面正中有前列腺沟（sulcus of prostate），直肠指诊可触及此沟。

（二）分叶

前列腺一般可分为5叶：前、中、后叶和两个侧叶。前列腺肥大，常发生在中叶、侧叶，从而压迫尿道，造成排尿困难甚至尿潴留。后叶是前列腺肿瘤的易发部位。

（三）位置

膀胱颈与尿生殖膈之间，后方为直肠壶腹，直肠指诊可触及前列腺。

（四）功能

分泌物是精液的主要组成部分。

六、尿道球腺

1. 形态

尿道球腺（bulbourethral gland）为一对豌豆大的球形腺体。

2. 位置

会阴深横肌内。

3. 排泄管

开口于尿道球部。

七、睾丸下降

睾丸在胚胎初期位于肾的下方，出生前经腹股沟管降入阴囊内，在睾丸下行之前，腹膜向外突出形成一囊袋状的腹膜鞘突。同时睾丸下端与阴囊之间也形成一条索状的睾丸引带，随睾丸引带的缩短和牵拉，睾丸则逐渐下行，腹膜鞘突推顶腹前外侧壁的各层结构下行至阴囊，形成睾丸和精索的被膜。由于右侧睾丸下行较左侧稍晚，腹膜鞘突闭合的时间也较晚，故临床上以右侧腹股沟斜疝多见。由于多种因素的影响，睾丸在出生后仍未降入阴囊，停留在腹腔或腹股沟管等处，称隐睾。因腹腔内温度较高，不利于精子的发育，同时还可诱发睾丸恶变，故宜在儿童期即施行手术，将睾丸放入阴囊内。

八、McNeal 前列腺分区法

McNeal 根据前列腺的形态、生理功能及病理特点，提出了前列腺分叶的新概念，即将前列腺分为腺体区和非腺体区。腺体区包括移行区（前区、尿道周围组织）、中央区和周缘区。移行区为围绕在尿道近侧端至射精管开口之间的部分，腺管分支细密，约占腺体的 10%。中央区呈圆锥体，围绕在近侧端尿道的后方，有射精管穿过并开口于精阜，约占腺体的 20%。周缘区包绕于中央区的周围，腺管分支稀而粗，约占腺体的 70%。非腺体区即前纤维肌肉基质区，主要由纤维组织和平滑肌组成。周缘区为前列腺炎和前列腺肿瘤的好发区域，前列腺增生则多发生于移行区和尿道周围的腺体区。

第二节　男性外生殖器

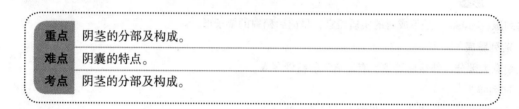

> **重点** 阴茎的分部及构成。
> **难点** 阴囊的特点。
> **考点** 阴茎的分部及构成。

速览导引图

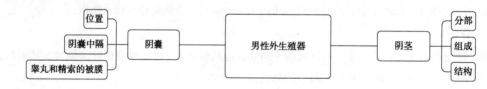

一、阴囊

（一）位置

阴囊（scrotum）是位于阴茎后下方的囊袋状结构。

（二）阴囊壁

1. 皮肤

2. 肉膜（dartos coat）

为浅筋膜，含有平滑肌纤维，可随外界温度变化而舒缩。与腹前外侧壁的 Scarpa 筋膜、会阴部的 Colles 筋膜相延续。肉膜向深部发出**阴囊中隔**（septum of scrotum），分阴囊为左、右两腔。

（三）内容

睾丸、附睾及精索等。睾丸与精索的被膜由外向内为：

（1）**精索外筋膜**（external spermatic fascia）。

（2）**提睾肌**（cremaster）。

（3）**精索内筋膜**（internal spermatic fascia）。

（4）**睾丸鞘膜**（tunica vaginalis）：只包绕睾丸和附睾。分为壁层和脏层，两层在附睾后缘互相移行，之间为鞘膜腔。

二、阴茎

阴茎（penis）为男性交媾器官。

（一）分部

1. 阴茎根

为阴茎后端，藏于阴囊和会阴部皮肤的深面，固定于耻骨下支、坐骨支和尿生殖膈，为固定部。

2. 阴茎体

为阴茎中部，呈圆柱形，悬于耻骨联合的前下方，为可动部。

3. 阴茎头（glans penis）

为前端膨大部分，其尖端有矢状位的尿道外口（external orifice of urethra）。头后较细的部分称阴茎颈。

（二）构造

由两条阴茎海绵体（cavernous body of penis）和一条尿道海绵体（cavernous body of urethra）组成，外包筋膜和皮肤。

1. 阴茎海绵体

位于阴茎背侧。左、右各一，两者结合紧密，前端变细，嵌入阴茎头内；后端分离为阴茎脚（crus of penis），附于耻骨下支和坐骨支。

2. 尿道海绵体

位于阴茎海绵体腹侧，尿道贯穿其全长。前端膨大为阴茎头，后端膨大为尿道球（bulb of urethra），固定于尿生殖膈下面。

3. 阴茎海绵体白膜、尿道海绵体白膜

分别包于每个海绵体外面的厚而致密的纤维膜。

4. 阴茎悬韧带（suspensory ligament of penis）

阴茎的三个海绵体外面包裹深、浅筋膜和皮肤。深筋膜在阴茎前端逐渐变薄消失；在阴茎根处，深筋膜形成富含弹性纤维的阴茎悬韧带，将阴茎悬吊于耻骨联合前面。

5. 阴茎包皮（prepuce of penis）

阴茎皮肤在阴茎颈前方形成双层游离的环形皱襞，包绕阴茎头。

6. 包皮系带（frenulum of prepuce）

连于阴茎头腹侧中线与阴茎包皮之间的皮肤皱襞。

三、阴茎包皮的长度及临床意义

阴茎包皮的长度存在个体差异。幼儿的阴茎包皮较长，包裹整个阴茎头，随着年龄的增长，阴茎包皮逐渐向后退缩，包皮口也随之扩大，阴茎头自然外露。在成年人，若阴茎包皮包裹尿道外口，但能够上翻显露出尿道外口和阴茎头者，称包皮过长；若包皮口过小，阴茎包皮完全包裹阴茎头且上翻不能使阴茎头显露时，称包茎。包皮过长和包茎均会因包皮腔内易积留污垢、刺激阴茎而发生炎症或诱发阴茎癌。

四、阴囊和精索的被膜与腹前外侧壁的关系

阴囊壁深面有包裹睾丸和精索的被膜，分别是腹前外侧壁各层结构的延续，自外向内分为：① 精索外筋膜，为腹外斜肌腱膜的延续；② 提睾肌，来自于腹内斜肌和腹横肌的薄层肌纤维，随精索下行并包裹睾丸，有反射性上提睾丸的作用；③ 精索内筋膜，来自腹横筋膜，含有少量平滑肌，较薄弱；④ 睾丸鞘膜，来自胚胎时的腹膜鞘突，下端包裹睾丸和附睾，睾丸鞘膜分为壁层和脏层，壁层紧贴于精索内筋膜的内面，脏层紧贴于睾丸和附睾的表面，在睾丸后缘处反折移行为鞘膜腔，含有少量浆液，有利于睾丸在阴囊内的活动。在

病理情况下鞘膜腔内的液体增多，形成睾丸鞘膜积液。

第三节　男性尿道

重点	男性尿道的分部，各部形态、结构特点，三个狭窄、三个扩大和两个弯曲；前、后尿道的概念。
难点	男性尿道的各部形态、结构特点。
考点	男性尿道的分部；三个狭窄、三个扩大和两个弯曲；前、后尿道的概念。

速览导引图

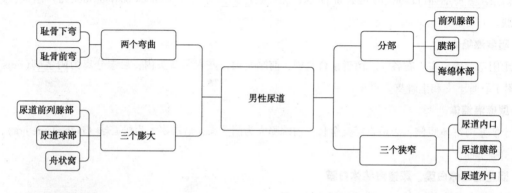

（一）男性尿道功能

兼有排尿和排精的功能。

（二）男性尿道起止和长度

起自膀胱的尿道内口，止于阴茎头的尿道外口。长 16～22 cm。

（三）男性尿道分部

1. 前列腺部（prostatic part）

尿道穿前列腺的部分，后壁上有射精管口和前列腺排泄管的开口。

2. 膜部（membranous part）

尿道穿过尿生殖膈的部分，周围有尿道括约肌。骨盆骨折时，易损伤此部。

3. 海绵体部（cavernous part）

尿道穿过尿道海绵体的部分。尿道球内的尿道称尿道球部。

（四）前尿道和后尿道

1. 后尿道（posterior urethra）

是尿道前列腺部和膜部的合称。

2. 前尿道（anterior urethra）

为尿道海绵体部。

（五）男性尿道三个狭窄、三个膨大、二个弯曲

1. 三个狭窄

（1）尿道内口、尿道膜部和尿道外口，以外口最窄。

（2）临床意义　是尿道结石常易嵌顿的部位。

2. 三个膨大

尿道前列腺部、尿道球部和舟状窝（近尿道外口处）。

3. 二个弯曲

（1）耻骨下弯（subpubic curvature）　位于耻骨联合下方，凸向下后方，是恒定的。

（2）耻骨前弯（prepubic curvature）　位于耻骨联合前下方，凸向上前方，是可动的，阴茎勃起或将阴茎向上提起时，此弯曲即变直而消失。

临床病案分析

　　患者，男，5 岁，体检时发现尿道外口位于阴茎腹侧包皮系膜附着处近端，阴茎微向腹侧弯曲。患者站立排尿会有尿液滴下，弄湿裤子。

　　思考：1. 男性尿道穿过哪些结构，分为哪几部分，有何形态特点？

　　2. 患者的尿道畸形属于什么类型？其胚胎学基础是什么？

　　解析：1. 男性尿道穿过前列腺、尿生殖膈和尿道海绵体。

　　男性尿道分部：前列腺部、膜部和海绵体部。

　　形态特点：男性尿道有三个狭窄、三个膨大和两个弯曲。三个狭窄分别是尿道内口、尿道膜部和尿道外口；外口最窄，呈矢状裂隙；尿道结石易嵌顿在这些狭窄部位。三个膨大是尿道前列腺部、尿道球部和舟状窝。两个弯曲是凸向下后方、位于耻骨联合下方 2 cm 处恒定的耻骨下弯，包括尿道的前列腺部、膜部和海绵体部的起始段；凸向上前方、位于耻骨联合前下方、阴茎根与阴茎体之间的耻骨前弯，阴茎勃起或将阴茎向上提起时，此弯曲即可变直而消失。临床上行膀胱镜检查或导尿时应注意这些解剖特点。

　　2. 正常的尿道外口位于阴茎头顶端，呈矢状位。本患者为尿道下裂，其尿道外口位于阴茎腹侧面，畸形属于龟头型。胚胎学基础是两侧尿生殖褶没有在阴茎的腹侧面正中愈合，致使尿道外口在阴茎腹侧面、而不在其顶端。尿液不能从阴茎顶端流出，而是从阴茎的腹侧开口流出。尿道下裂患者在阴茎勃起时阴茎弯曲严重，阴茎插入阴道性交及射精困难，导致生育障碍。对于该畸形，建议在儿童期进行手术矫正，修补尿道并使阴茎伸直，维持正常的小便姿势，并利于成年后生育。

（新疆医科大学　刘凤霞）

第九章　女性生殖系统

女性生殖系统由内生殖器和外生殖器两部分组成。内生殖器包括生殖腺（卵巢）、输送管道（输卵管、子宫和阴道）及附属腺（前庭大腺）。卵巢是产生卵子和分泌女性激素的器官。成熟的卵子突破卵巢表面排至腹膜腔，经输卵管腹腔口进入输卵管。如受精，则受精卵进入子宫腔，植入内膜，发育成熟。分娩时胎儿经子宫口、阴道娩出。如果卵子未受精，则在输卵管内退化被吸收。外生殖器即女阴。

第一节　女性内生殖器

重点	卵巢的位置及固定装置；输卵管的位置，分部和形态特征；子宫的形态、分部、位置和固定装置。
难点	卵巢、子宫的固定装置；子宫峡。
考点	卵巢的位置及固定装置；输卵管的位置、分部及各部的形态结构特征；子宫的形态、分部、位置和固定装置；阴道的形态、位置以及阴道穹的组成。

速览导引图

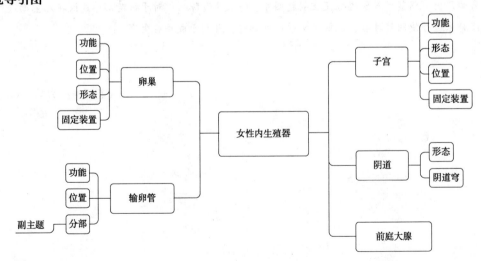

一、卵巢

（一）功能

卵巢（ovary）为女性生殖腺，是成对的实质性器官，可产生卵子和分泌女性激素。

（二）位置

胚胎早期卵巢沿着体壁背侧向下，最后移至盆腔，位于盆腔内髂总动脉分叉处的卵巢窝内。

（三）形态

卵巢呈扁卵圆形，略呈灰红色，卵巢可分为内、外侧面，前、后缘和上、下端。外侧面紧贴盆腔侧壁的卵巢窝；内侧面朝向盆腔，与小肠相邻。前缘借卵巢系膜连于子宫阔韧带后方，称卵巢系膜缘，中央有血管、神经出入，称卵巢门；后缘游离，称独立缘。上端钝圆与输卵管伞相接，称输卵管端；下端较细借卵巢固有韧带连于子宫底，称子宫端。

（四）固定装置

卵巢在盆腔里的位置主要由韧带维持。卵巢悬韧带（suspensory ligament of ovary），为腹膜形成的纵皱襞，起自骨盆上口侧缘，向内下止于卵巢输卵管端，临床上又称骨盆漏斗韧带，是寻找卵巢血管的标志。卵巢固有韧带（proper ligament of ovary），由结缔组织和平滑肌纤维构成，起自卵巢子宫端，止于子宫底，又称卵巢子宫索，表面覆以腹膜，形成腹膜皱襞。除此之外，子宫阔韧带对卵巢也起到一定的固定作用。

二、输卵管

（一）功能

输卵管（uterine tube）是输送卵子的弯曲肌性管道。

（二）位置

输卵管长 10～14 cm，位于子宫阔韧带的上缘，连于子宫底的两侧，内端开口于子宫腔，外端达卵巢上方，开口于腹膜腔。

（三）分部

输卵管由内侧向外侧依次分为 4 部分。

（1）输卵管子宫部（uterine part of uterine tube）输卵管穿过子宫壁的一段，也称壁内部。直径最细，约 1 mm，以输卵管子宫口开口于子宫腔。

（2）输卵管峡（isthmus of uterine tube）短而直，壁较厚，血管较少，腔较窄向外水平移行接续于输卵管壶腹，输卵管峡是输卵管结扎术常选择的部位。

（3）输卵管壶腹（ampulla of uterine tube）向外接续于输卵管漏斗，粗而长，且较为弯曲，是输卵管中最长的一段，约占输卵管全长的 2/3，管壁较薄，管腔较大，血供丰富。卵子常在此受精，受精卵经输卵管子宫口进入子宫，植入子宫内膜，发育成胎儿。若受精卵未能进入子宫，而是在输卵管或腹膜腔内发育，则导致宫外孕，其中输卵管妊娠最为常见。

（4）输卵管漏斗（infundibulum of uterine tube）为输卵管外端的膨大部分，呈漏斗状，向后下弯曲覆盖在卵巢后缘和内侧面。漏斗的底有输卵管腹腔口，开口于腹膜腔，卵巢排出的卵子即由此进入输卵管。

临床上将卵巢和输卵管称为子宫附件。

三、子宫

（一）功能

子宫（uterus）为一肌性的中空器官，腔小壁厚，有孕育胎儿和定期排出月经的功能。

（二）位置

子宫位于骨盆腔中央，膀胱与直肠之间，两侧有输卵管、卵巢和子宫阔韧带等，下端通阴道。成年未孕女性，子宫底在小骨盆上口平面以下，子宫颈的下端在坐骨棘平面稍上方。在膀胱空虚时，成人子宫呈轻度的前倾、前屈位。前倾是指子宫的长轴与阴道的长轴之间形成的向前开放的钝角，略大于90°。前屈是指子宫体与子宫颈之间形成的向前开放的钝角，约170°。

（三）形态

成人的子宫呈倒置的梨形，前后略扁，长7～9 cm，最宽约4 cm，厚2～3 cm。可分为底、体、颈3部分。子宫底（fundus of uterus）为输卵管子宫口以上宽而圆凸的部分。子宫颈（neck of uterus）为下端长而狭细的部分，成人子宫颈长约2.5 cm，为肿瘤的好发部位。子宫颈下段1/3突入阴道称子宫颈阴道部（vaginal part of cervix），上段2/3位于阴道以上称子宫颈阴道上部（supravaginal part of cervix）。子宫颈阴道上部与子宫体相接处较狭细的部分称为子宫峡（isthmus of uterus），在非妊娠期不明显，长约1 cm，在妊娠期，子宫峡变软，子宫峡逐渐伸展拉长变薄，扩展为宫腔的一部分，妊娠末期，此部可延长至7～11 cm，成为产道的一部分，剖宫产时常在此处进行剖宫取胎，可避免损伤腹膜腔，减少感染的机会。子宫底与子宫颈之间为子宫体（body of uterus）。子宫底两侧与输卵管相通处，称子宫角（horn of uterus）。

子宫内的腔隙较为狭窄，可分为子宫腔和子宫颈管两部分。上部在子宫体内，称为子宫腔（cavity of uterus），呈前后稍扁，上宽下窄的三角形，底的两侧有输卵管子宫口，尖端向下接续子宫颈管（canal of cervix of uterus），呈梭形，下口称子宫口（orifice of uterus）与阴道相通。接近临产时，子宫颈管变短并出现轻度扩张。

（四）固定装置

子宫借韧带、尿生殖膈、盆底肌和阴道等维持其正常位置。如果子宫的固定装置薄弱或损伤，可导致子宫位置和姿势的异常，如子宫脱垂。子宫的韧带如下。

1. 子宫阔韧带（broad ligament of uterus）

略呈冠状位，是由覆盖在子宫前、后面的腹膜自子宫侧缘向两侧延伸达到骨盆壁和盆底，形成的双层腹膜皱襞。子宫阔韧带的上缘游离，内侧2/3包围输卵管，外侧1/3移行为卵巢悬韧带，下缘和侧缘与骨盆腔内的壁腹膜相连接。子宫阔韧带分为前、后两叶，前叶覆盖子宫圆韧带，后叶覆盖卵巢和卵巢固有韧带。此韧带可限制子宫向两侧移动。

2. 子宫圆韧带（round ligament of uterus）

由结缔组织和平滑肌构成，呈圆索形。起于子宫角的前面，输卵管近端的下方，在子宫阔韧带内，向前下方伸展到达两侧骨盆壁，再穿经腹股沟管后止于阴阜和大阴唇皮下。此韧带主要功能是维持子宫前倾。

3. 子宫主韧带（cardinal ligament of uterus）

位于子宫阔韧带下部，子宫颈两侧和骨盆侧壁之间，由纤维结缔组织和平滑肌纤维构成，较强韧。此韧带是维持子宫正常位置，防止子宫脱垂的主要结构。

4. 子宫骶韧带（uterosacral ligament）

由平滑肌纤维和结缔组织构成，从子宫颈后面的上侧，向两侧绕过直肠，达第2、3骶椎前面的筋膜。外有腹膜遮盖。此韧带向后上牵引子宫颈，协同子宫圆韧带，维持子宫的前倾前屈位。子宫靠韧带、盆底肌和周围的结构等维持其正常位置。如果这些结构受损，则可导致子宫从正常位置沿阴道下降，子宫口达坐骨棘水平以下，甚至脱出于阴道口以外，形成不同程度的脱垂。

四、阴道

（一）功能

阴道（vagina）为前后略扁上宽下窄的肌性管道，长8～10 cm，是女性的交接器官，也是月经排出和胎儿娩出的管道。

（二）位置

阴道位于小骨盆下部中央，前面与膀胱和尿道相邻，后面与直肠相贴。

（三）形态

　　阴道壁由内向外由黏膜、肌层和纤维组织膜组成。阴道前壁短、后壁长，前、后壁经常处于相贴状态。阴道的上端，呈穹窿状包绕子宫颈阴道部，其与子宫颈下端之间的环形间隙称<u>阴道穹</u>（fornix of vagina），可分为前、后和左、右 4 部分。阴道穹的后部最深，与直肠子宫陷凹之间仅以阴道后壁和一层腹膜相隔。<u>临床上常在此穿刺以引流直肠子宫陷凹内的积液或积血。</u>

五、前庭大腺

　　<u>前庭大腺</u>（greater vestibular gland），也称 Bartholin 腺，黄豆大小，位于前庭球后方，阴道口两侧，其导管向内侧开口于阴道前庭，如导管阻塞，可形成囊肿。

第二节　女性外生殖器

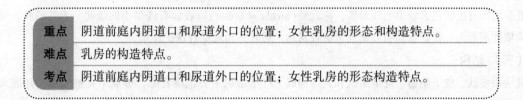

重点	阴道前庭内阴道口和尿道外口的位置；女性乳房的形态和构造特点。
难点	乳房的构造特点。
考点	阴道前庭内阴道口和尿道外口的位置；女性乳房的形态构造特点。

速览导引图

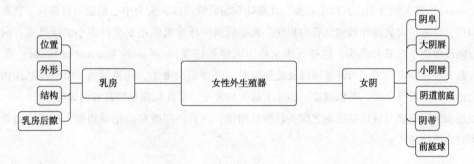

　　女性外生殖器统称<u>女阴</u>（vulva），包括阴阜、大阴唇、小阴唇、阴道前庭、阴蒂、前庭球等。

（一）阴阜

　　<u>阴阜</u>（mons pubis）为耻骨联合前方的皮肤隆起，皮下富有脂肪。性成熟期后，生有阴毛。

（二）大阴唇

　　<u>大阴唇</u>（greater lip of pudendum）为一对纵长隆起的皮肤皱襞，起于阴阜止于会阴。大阴唇的前端和后端互相连结，分别称唇前连合和唇后连合。

（三）小阴唇

　　<u>小阴唇</u>（lesser lip of pudendum）为一对较薄的皮肤皱襞，位于大阴唇的内侧。无毛，富含神经末梢，较敏感。两侧小阴唇前端融合，再分叶形成阴蒂包皮和阴蒂系带，后端两侧互相汇合，形成阴唇系带。

（四）阴道前庭

　　<u>阴道前庭</u>（vaginal vestibule）为两侧小阴唇之间的裂隙，阴道前庭中央有阴道口，周围的黏膜形成皱襞，称<u>处女膜</u>（hymen）。阴道口两侧各有一个前庭大腺导管的开口。阴道前庭的前部有较小的尿道外口。

（五）阴蒂

　　<u>阴蒂</u>（clitoris）由两个阴蒂海绵体（cavernous body of clitoris）（相当于男性的阴茎海绵体）组成。

（六）前庭球

前庭球（bulb of vestibule）呈马蹄铁形，相当于男性的尿道海绵体。

附：乳房

乳房（mamma，breast）为人类和哺乳动物特有的结构。男性乳房不发达，女性乳房于青春期开始发育生长，妊娠和哺乳期有分泌活动。

（一）位置

乳房位于胸前部，胸大肌和胸肌筋膜的表面，上起第2~3肋，下至第6~7肋，内侧至胸骨旁线，外侧可达腋中线。乳头位于第4肋间隙或第5肋与锁骨中线相交处。

（二）形态

成年未产妇女性乳房呈半球形，紧张而有弹性。乳房中央有乳头（mammary papilla），顶端有输乳管的开口。乳头周围有皮肤色素较多的环形区，称乳晕（areola of breast），表面有许多小的隆起，为乳晕腺，可分泌脂性物质滑润乳头。在妊娠和哺乳期乳晕腺较发达，对乳头和乳晕有保护作用。

（三）结构

乳房由皮肤、皮下脂肪、纤维组织和乳腺构成。纤维组织主要包绕乳腺，形成不完整的囊，并嵌入乳腺内，将腺体分割成15~20个乳腺叶（lobe of mammary gland），叶又分为若干乳腺小叶（lobule of mammary gland）。一个乳腺叶有一个排泄管，称为输乳管（lactiferous ducts），行向乳头，在近乳头处膨大为输乳管窦（lactiferous sinus），其末端变细，开口于乳头。乳腺叶和输乳管均以乳头为中心呈放射状排列，乳腺手术时宜做放射状切口，以减少对乳腺叶和输乳管的损伤。乳腺周围的纤维组织还发出许多小的纤维束，向深面连于胸肌筋膜，向浅面连于皮肤和乳头。这些纤维束称为乳房悬韧带（suspensory ligament of breast）或 Cooper 韧带，对乳房起支持和固定作用。当乳腺癌侵及此韧带时，纤维组织增生，韧带缩短，牵引皮肤向内凹陷，致使皮肤表面出现许多点状小凹，类似橘皮，临床上称橘皮样变，是乳腺癌早期常有的体征。

胸大肌前面的深筋膜与乳房基底面之间为乳腺后间隙，内有一层疏松的结缔组织，但无大血管存在，有利于隆乳术时将假体植入。

附：会阴

重点	盆膈的概念；尿生殖膈组成、位置。
难点	盆膈的概念；尿生殖膈组成、位置。
考点	狭义会阴的概念；盆膈肌的位置和作用；肛门外括约肌的分部，各部的起止、作用；尿生殖膈肌；盆膈的概念；尿生殖膈组成、位置。

速览导引图

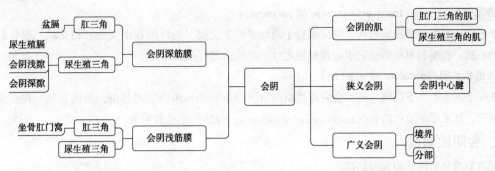

会阴(perineum)有广义和狭义之分。广义会阴是指封闭小骨盆下口的所有软组织。其境界与小骨盆下口一致，呈菱形，前为耻骨联合下缘，后为尾骨尖，两侧为耻骨下支、坐骨支、坐骨结节和骶结节韧带。通常以两坐骨结节之间的连线将会阴分为前、后两部；前部为尿生殖区(urogenital area)，又称尿生殖三角，男性有尿道通过，女性有尿道和阴道通过。后部为肛区(anal area)，又称肛三角，有直肠通过。

临床上，常将肛门和外生殖器之间的软组织称为会阴，即狭义会阴。女性分娩时，要保护此区，以免造成会阴撕裂。

在尿生殖区后界中点有一腱性结构，称会阴中心腱(perineal central tendon)或会阴体(perineal body)，长约1.3 cm，是会阴诸肌的附着点，有加固盆底的作用。

一、肛区的肌

肛区肌群包括肛提肌、尾骨肌和肛门外括约肌。

1. 肛提肌(levator ani)

为一对宽的扁肌，起自耻骨后面、坐骨棘和张于两者之间的肛提肌腱弓，两侧肌纤维向后、下、内侧方向汇合，止于会阴中心腱、直肠壁、尾骨及肛尾韧带，呈漏斗状封闭小骨盆下口。肛提肌以其纤维起止和走向，分为髂骨尾骨肌、耻骨阴道肌、耻骨尾骨肌和耻骨直肠肌。两侧肛提肌的前内侧之间形成三角形裂隙，称为盆膈裂孔，位于直肠和耻骨联合之间，男性有尿道通过，女性有尿道和阴道通过。

肛提肌的作用是加强和提起盆底，承托盆腔器官，并对肛管和阴道有括约作用。

2. 尾骨肌(coccygeus)

位于肛提肌后方，骶棘韧带上面。起于坐骨棘，止于骶、尾骨的侧缘。

3. 肛门外括约肌(sphincter ani externus)

为环绕肛门的骨骼肌，分为皮下部、浅部和深部。

二、尿生殖区的肌

尿生殖区的肌位于肛提肌前部的下方，封闭盆膈裂孔，可分为浅、深两层。

（一）浅层肌

1. 会阴浅横肌(superficial transverse muscle of perineum)

起自坐骨结节，止于会阴中心腱，有固定会阴中心腱的作用。

2. 球海绵体肌(bulbocavernosus)

起自会阴中心腱和尿道球下面的中缝，包绕尿道球和尿道海绵体后部，止于阴茎背面的筋膜。

3. 坐骨海绵体肌(ischiocavernosus)

覆盖于阴茎脚的表面，起于坐骨结节，止于阴茎脚下面。

（二）深层肌

1. 会阴深横肌（deep transverse muscle of perineum）

位于尿生殖膈上、下筋膜之间，肌束横行于两侧坐骨支之间，肌纤维在中线上互相交织，部分肌纤维止于会阴中心腱，收缩时可加强会阴中心腱的稳定性。此肌内埋有尿道球腺。

2. 尿道括约肌（sphincter of urethra）

位于尿生殖膈上、下筋膜之间，会阴深横肌前方，肌束呈环形围绕尿道膜部，为随意肌。在女性，此肌还围绕阴道，称尿道阴道括约肌（urethrovaginal sphincter），可缩紧尿道和阴道。

三、会阴的筋膜

会阴的筋膜分为浅筋膜和深筋膜。

1. 浅筋膜

肛区的浅筋膜为富含脂肪的结缔组织，充填在坐骨肛门窝内。坐骨肛门窝（ischioanal fossa），位于坐骨结节、肛提肌与臀大肌后缘之间，为底向下，尖向上的楔形间隙。窝内有会阴部的血管、神经、淋巴管和大量的脂肪组织，是肛门周围脓肿的好发部位。

尿生殖区的浅筋膜分为两层：浅层富含脂肪，与腹下部和股部的浅筋膜相延续。深层呈膜状，称为会阴浅筋膜（superficial fascia of perineum）或 Colles 筋膜。

2. 深筋膜

肛区的深筋膜覆盖于坐骨肛门窝的各壁。衬于肛提肌和尾骨肌下面的深筋膜称盆膈下筋膜（inferior fascia of pelvic diaphragm），肛提肌和尾骨肌下面的深筋膜称盆膈上筋膜（superior fascia of pelvic diaphragm）。盆膈上、下筋膜及其间的肛提肌和尾骨肌共同组成盆膈（pelvic diaphragm），封闭小骨盆下口的大部分，对承托盆腔脏器有重要作用。盆膈中央有直肠穿过。

尿生殖区的深筋膜亦分两层，分别覆盖在会阴深横肌和尿道括约肌的下面和上面，称为尿生殖膈下筋膜（inferior fascia of urogenital diaphragm）和尿生殖膈上筋膜（superior fascia of urogenital diaphragm）。尿生殖膈上、下筋膜及其间的会阴深横肌和尿道括约肌共同组成尿生殖膈（urogenital diaphragm），封闭尿生殖区。尿生殖膈有加强盆底，协助承托盆腔脏器的作用，同时有男性尿道及女性尿道和阴道穿过。

会阴浅筋膜与尿生殖膈下筋膜之间围成会阴浅隙（superficial perineal space），内有尿生殖区的浅层肌、男性阴茎根、女性阴蒂脚、前庭球和前庭大腺等结构。尿生殖膈上、下筋膜之间的间隙称会阴深隙（deep perineal space），内有会阴深横肌、尿道膜部和尿道球腺等结构。

临床病案分析

某女性患者，29 岁，停经 46 天，突发右下腹撕裂样疼痛，伴阴道不规则出血急诊入院。患者面色苍白，有排便感。入院后检查显示：血压 78.6 mmHg，呼吸 122 次/分，右下腹压痛。施行阴道后穹窿穿刺抽出不凝血，考虑异位妊娠破裂，拟进行剖腹探查。请结合解剖学知识思考以下问题。

问题：①试述异位妊娠破裂可能发生的部位。②卵子如何进入输卵管形成受精卵，并到达子宫腔着床发育？③阴道后穹窿穿刺经过的结构及临床意义是什么？

解析：①异位妊娠是指受精卵在子宫腔以外的部位种植发育，如输卵管、卵巢、腹腔等，其中输卵管占 95% 以上，故通常称为输卵管妊娠。

②卵子排出后经过输卵管腹腔口、输卵管漏斗，到输卵管壶腹和精子"会合"。卵子受精后即开始有丝分裂，并在一边分裂的同时一边向子宫腔方向移动。受精卵在受精后第 4 日，细胞团进入子宫腔，并在子宫腔内继续发育，受精后第 6~7 日，胚泡开始着床，植入完成意味胚胎已安置，并开始形成胎盘，孕育胎儿了。

③阴道后穹窿穿刺术是妇科临床常用的一种操作简便而重要的诊断手术之一。阴道后穹窿位置最深，与直肠子宫陷凹之间仅以阴道后壁和一层腹膜相隔。临床上常在此穿刺以引流直肠子宫陷凹内的积液或积血。

（新疆医科大学 范 强）

第十章 腹　膜

重点	腹膜与腹盆腔脏器的关系；小网膜的位置和分部；网膜囊和网膜孔的位置；直肠膀胱陷凹和直肠子宫陷凹的位置及意义。
难点	网膜囊和网膜孔的位置。
考点	腹膜、腹膜腔的概念；腹膜内位器官、腹膜间位器官、腹膜外位器官；小网膜的分部；网膜囊的位置；网膜孔的位置；直肠膀胱陷凹和直肠子宫陷凹的意义；腹膜腔分区。

速览导引图

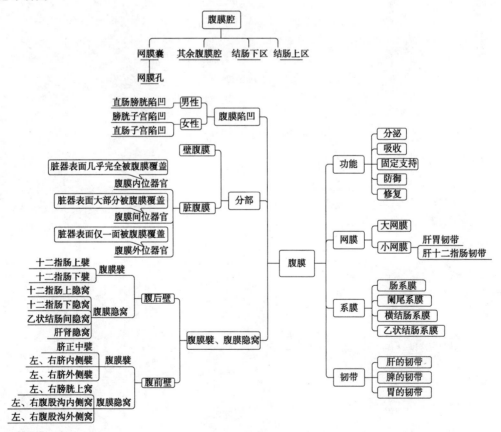

一、概述

（一）腹膜和腹膜腔的概念

腹膜（peritoneum）是覆盖于腹腔壁、盆腔壁内面和腹、盆腔器官表面的浆膜，薄而光滑。衬覆于腹腔壁、盆腔壁内面的部分称壁腹膜（parietal peritoneum）或腹膜壁层。盖于腹、盆腔脏器表面的部分称脏腹膜（visceral peritoneum）或腹膜脏层。脏、壁两层腹膜互相移行，共同围成一个不规则的潜在性的间隙，内有少量浆液，称腹膜腔（peritoneal cavity），该腔男性完全闭封，女性借生殖管道与外界相通。

（二）　腹膜的功能

腹膜具有分泌、吸收、固定支持、防御、修复等功能。

二、腹膜与腹盆腔脏器的关系

根据腹膜被覆脏器的不同情况，可将腹、盆腔脏器分为三类，即腹膜内位器官、腹膜间位器官、腹膜外位器官。

表 10 - 1　腹膜与腹盆腔脏器关系

分类	腹膜被覆情况	脏器
腹膜内位器官	脏器表面几乎完全被腹膜覆盖	胃、十二指肠上部、空肠、回肠、盲肠、阑尾、横结肠、乙状结肠、脾、卵巢、输卵管
腹膜间位器官	脏器表面大部分被腹膜覆盖	肝、胆囊、升结肠、降结肠、直肠上段、膀胱、子宫
腹膜外位器官	脏器仅一面（多为前面）被腹膜覆盖	十二指肠降部和水平部、直肠中段和下段、胰、肾上腺、肾、输尿管

根据腹膜与腹盆腔脏器的关系，在外科手术时选择合适的手术入路，如对腹膜外位器官的肾、输尿管等手术时，可尽量选择不打开腹膜腔的入路，以减少腹膜腔的术后粘连和感染。

三、腹膜形成的结构

腹膜脏、壁层相互移行或脏层之间返折，形成许多腹膜结构，包括网膜、系膜、韧带等。

（一）　网膜

是连于胃的双层腹膜皱襞，两层间有血管、神经、淋巴管等，包括大网膜和小网膜。

1. 小网膜（lesser omentum）

为肝门向下移行于胃小弯和十二指肠上部的双层腹膜结构。可分为左、右两部分，左侧为连于肝门与胃小弯之间的肝胃韧带，内有胃左、右血管，胃左、右淋巴结，迷走神经的胃前、后支等；右侧为连于肝门与十二指肠上部之间的肝十二指肠韧带，其内有右前方胆总管，左前方肝固有动脉，二者后方肝门静脉及幽门上淋巴结、迷走神经肝支等。小网膜右缘游离，其后方为网膜孔。

2. 大网膜（greater omentum）

呈围裙状遮蔽在小肠、横结肠等腹腔脏器的前方，上缘附着于胃大弯。覆盖在胃前、后壁的腹膜自胃大弯和十二指肠起始部下延，形成大网膜的前两层，约在脐平面以下即返折向上成为后两层，上抵横结肠并包绕移行为横结肠系膜。其四层在成人常愈合一起。连在胃大弯与横结肠之间的大网膜前两层形成胃结肠韧带。

3. 网膜囊（omental bursa）

又称小腹膜腔，属腹膜腔的一部分，是位于小网膜和胃后方与腹后壁腹膜间的狭窄间隙，借网膜孔与腹膜腔其余部分相通。

其界限如下：前壁自上而下为小网膜，胃后壁腹膜及大网膜前两层；后壁自下而上为大网膜后两层、横结肠及其系膜以及盖于胰、左肾和左肾上腺的腹膜；上壁为肝左叶、尾状叶和膈下面的腹膜；下壁为大网膜前后两层的愈着部；左壁是脾和胃脾韧带、脾肾韧带；右壁有网膜孔，通向腹膜腔其余部分。

网膜孔(omental foramen) 又称Winslow孔，平第12胸椎体至第2腰椎体高度，可容1~2个手指通过。

其边界为：上界是肝尾状叶；下界是十二指肠上部；后界为盖于下腔静脉前面的壁腹膜；前界为小网膜游离的右缘，即肝十二指肠韧带右缘。

（二）系膜

是连于肠管等器官与腹后壁、盆壁等之间的双层腹膜结构，将肠管等器官固定于腹盆壁，内有出入器官的神经、血管、淋巴管及淋巴结、脂肪等。主要有肠系膜、阑尾系膜、横结肠系膜和乙状结肠系膜等。

表10-2　主要系膜的形态、附着部位、内容物及特点

系膜名称	形态	根部附着部位	内容物	特点
小肠系膜	扇形	肠系膜根，自第2腰椎左侧，斜向右下，止于右骶髂关节前方	肠系膜上血管及其分支、淋巴管、淋巴结、神经丛、脂肪等	肠系膜根与肠缘长度差大，利于肠管活动
阑尾系膜	三角形	肠系膜下方	阑尾血管、淋巴管、神经等	
横结肠系膜	横位、宽阔	自结肠右曲向左经右肾中部，十二指肠降部和胰头前方，胰前缘、左肾中部前面至结肠左曲	中结肠血管及其分支、淋巴管、淋巴结、神经丛等	
乙状结肠系膜	扇形	左髂窝和骨盆左后壁	乙状结肠血管、直肠上血管、淋巴管、淋巴结、神经丛等	系膜较长，乙状结肠活动度大

（三）韧带

是指连于脏器与腹盆壁之间或连于脏器与脏器之间的腹膜结构，多为双层，内有血管和神经等，起固定脏器的作用。

1. 肝的韧带

镰状韧带：腹前壁上部与肝上面之间，游离缘内包有肝圆韧带，呈矢状位。

冠状韧带：在肝与膈之间，略呈冠状位。

三角韧带：左、右各一，位冠状韧带两侧。

肝胃韧带，肝十二指肠韧带：（见前述）。

2. 脾的韧带

胃脾韧带：连于胃底与脾门之间。

脾肾韧带：脾门连至左肾前面。

膈脾韧带：为脾肾韧带上部，连于脾上极与膈下。

3. 胃的韧带

包括肝胃韧带、胃结肠韧带、胃脾韧带、胃膈韧带。

（四）腹膜襞、腹膜隐窝和陷凹

脏器之间或脏、壁之间的腹膜形成的隆起称**腹膜襞**，深面走行有血管；腹膜襞之间或腹膜襞与腹盆壁之间形成的凹陷称**腹膜隐窝**，较大的腹膜隐窝称陷凹(pouch)。

1. 腹后壁的腹膜襞和隐窝

主要有十二指肠上、下襞以及其深面的十二指肠上、下隐窝；另外可见位于盲肠后方的盲肠后隐窝，位于乙状结肠系膜左下方的乙状结肠间隐窝以及位于肝右叶下方与右肾之间的<u>肝肾隐窝</u>（hepatorenal recess），肝肾隐窝是仰卧位时腹膜腔最低部位。

2. 腹前壁的腹膜襞和隐窝

主要有脐正中襞（内有脐尿管闭锁后形成的脐正中韧带）、脐内侧襞（内有脐动脉闭锁后形成的脐内侧韧带）、脐外侧襞（内含腹壁下动静脉）。5 条腹膜襞之间有膀胱上窝、腹股沟内侧窝、腹股沟外侧窝。

3. 腹膜陷凹

主要的腹膜陷凹位于盆腔，男性在膀胱和直肠之间有<u>直肠膀胱陷凹</u>（rectovesical pouch），女性在膀胱与子宫之间有<u>膀胱子宫陷凹</u>（vesicouterine pouch），在直肠与子宫之间<u>直肠子宫陷凹</u>（rectouterine pouch）（又称Douglas 腔，较深，与阴道后穹间只隔有阴道后壁和腹膜）。站立位或坐位时，男性的直肠膀胱陷凹和女性的直肠子宫陷凹是腹膜腔最低部位。

四、腹膜腔的分区与间隙

横结肠和横结肠系膜将腹膜腔分为**结肠上区**和**结肠下区**。

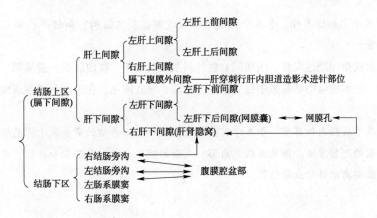

图 10 - 2　腹膜腔分区与间隙

> ◤ **临床病案分析**
>
> 患儿，男性，5 岁，因右下腹痛伴腹泻、高热 1 天入院。家长述患儿 1 天前出现腹痛，脐周围明显，并伴有腹泻，以为是消化不良引起的急性胃肠炎，服用酵母片，无效；数小时后出现发热，体温38.5℃，腹痛转移至右下腹部。
>
> 入院检查：体温 39.1℃，查体见腹肌紧张，右下腹有局限的固定压痛和反跳痛。血常规示白细胞计数 $16.0 \times 10^9/L$，白细胞分类计数中性粒细胞为 0.82，并且有核左移。B 超结果示"阑尾影像不清，周围肠管呈麻痹状态，但可见右下腹有包块形成，内有弥散的低回声区，并向盆腔延续"。
>
> **思考：**（1）临床诊断考虑是什么？

答案：急性阑尾炎伴穿孔。

解析：患儿查体见右下腹有局限的固定压痛和反跳痛，右下腹为阑尾、盲肠等体表投影部位，见体温升高，白细胞计数 $16.0 \times 10^9/L$，白细胞分类计数中性粒细胞为 0.82，考虑此部位脏器炎症可能；症状有转移性腹痛，考虑急性阑尾炎可能；阑尾为腹膜内位器官，见腹肌紧张，B 超结果示"阑尾影像不清，周围肠管呈麻痹状态，但可见右下腹有包块形成，内有弥散的低回声区，并向盆腔延续"提示有穿孔。综合上述可考虑可诊断为"急性阑尾炎伴穿孔"。

（2）儿童多见阑尾炎穿孔与腹膜哪个因素有关？

答案：从儿童腹膜特点考虑，与儿童大网膜较短有关。

解析：儿童急性阑尾炎并发穿孔的概率大，与大网膜短，阑尾壁薄有关，儿童大网膜一般在脐平面以上，阑尾炎症病灶不易被大网膜包裹而局限炎症病变的能力较差，出现穿孔导致弥漫性腹膜炎。

（3）体格检查中压痛选在阑尾根部的体表投影区，此投影区中 McBurney 点如何定位？

答案：McBurney 点在右髂前上棘与脐连线的中、外 1/3 交点处。

解析：临床体格检查中常选择在 McBurney 点附近进行压痛、反跳痛检查，此处在右髂前上棘与脐连线的中、外 1/3 交点处。

（4）治疗考虑手术切除治疗，手术中由浅至深经过哪些层次结构？如何寻找阑尾？在哪里找到阑尾血管结扎后切除？

答案：手术由浅至深经过皮肤、浅筋膜、腹外斜肌及其腱膜、腹内斜肌、腹横肌、腹横筋膜、腹膜下筋膜、壁腹膜。手术中可沿结肠带中独立带向下追踪，寻找阑尾。在阑尾系膜游离缘进行血管结扎后切除。

解析：阑尾属于腹膜内位器官，手术中需要经过壁腹膜。三条结肠带会聚于阑尾根部，沿独立带向下追踪时寻找阑尾的可靠方法。阑尾系膜三角形，内含的阑尾血管、淋巴管和神经，走行于系膜的游离缘，故在阑尾系膜游离缘进行血管结扎。

（新疆医科大学　贾　龙）

脉管系统

第十一章　心血管系统

脉管系统（circulatory system）包括心血管系统和淋巴系统，它是人体内一套密闭的连续管道系统，分布于全身各部。心血管系统由心、动脉、毛细血管和静脉组成；而淋巴系统包括淋巴管道、淋巴器官和淋巴组织。

脉管系统的主要功能是物质运输，即将消化系统吸收的营养物质和肺吸收的氧运送到全身器官的组织和细胞，同时将组织和细胞的代谢产物、多余的水及二氧化碳运送到肾、肺、皮肤等，排出体外。

第一节　总　　论

重点	体循环与肺循环的概念；动脉与静脉。
难点	体循环与肺循环的起止、组成。
考点	体循环与肺循环的概念、组成。

速览导引图

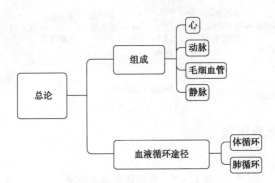

一、心血管系的组成

1. 心（heart）

由心肌组成，是心血管系的动力器官，将血液由静脉吸入由动脉射出，使血液在心血管腔内川流不息。

2. 动脉（artery）

由心室发出、离心的管道。

3. 毛细血管（capillary）

连于动、静脉之间，呈网状、血液与组织间物质交换的场所。

4. 静脉（vein）

引导血液流回心房的血管。

二、血液循环的途径

依其途径可分为体循环和肺循环。

1. 体循环(systemic circulation，大循环)

血液由左心室泵出，经主动脉及其各级分支到达全身毛细血管，血液在此与周围的组织、细胞进行物质和气体交换，再经过各级静脉，最后经上、下腔静脉及心冠状窦返回右心房，这一循环途径称为体循环（图11-1）。

2. 肺循环(pulmonary circulation，小循环)

血液由右心室搏出，经肺动脉干及其各级分支到达肺泡毛细血管进行气体交换，再经肺静脉进入左心房，这一循环途径称为肺循环（图11-1）。

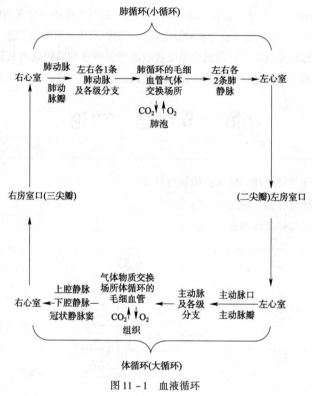

图 11 - 1 血液循环

三、体循环动脉与静脉比较

见表11-1。

表 11 -1 体循环动脉与静脉

	动 脉	静 脉
血流方向	背心脏流动	向心脏流动
对心脏之关系	出于心脏	归于心脏
管壁厚薄	肥厚	菲薄
收缩性弹力性	强	弱
血液性状	鲜红色富 O_2	暗紫色富 CO_2
血压	高	低
搏动	有	无

续表

	动　脉	静　脉
瓣膜	较少	较多
分支（或属支）	少	多
容量	小	大
尸体所见	腔内空虚无血液	腔内充满凝血

第二节　心

重点	心的位置、外形、心腔的内部结构及心的血管。
难点	心的外形、心腔的内部结构、心的动脉。
考点	心的外形、心腔内部结构、心的血管。

速览导引图

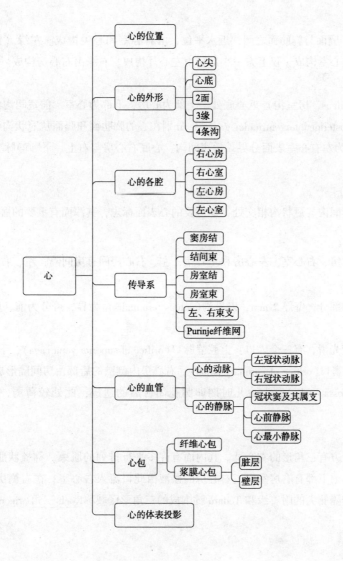

一、心的位置

心位于胸腔的中纵隔，两肺之间。外有心包，前方对胸骨体和第 2~6 肋软骨，后方平对第 5~8 胸椎。约 2/3 位于身体正中线的左侧，1/3 在中线右侧。心的长轴由右后上方至左前下方，与身体正中线构成 45°角。

<u>心内注射部位</u>：<u>胸骨左缘第四肋间隙进针，可不伤胸膜和肺</u>。

二、心的外形

倒置呈前后略扁的圆锥体，略大于本人的拳头（男性约 284g，女性约 258g），但心的大小可因年龄、身高、体重和体力活动及运动等因素不同而异。外形可分：一尖、一底、两面、三缘和四条沟。

1. 心尖（cardiac apex）

圆钝、游离、朝向左前下方，由左心室构成。

2. 心底（cardiac base）

朝向右后上方，大部由左心房，小部由右心房组成。

3. 2 面

胸肋面（前上面）大部为右心房、右心室，小部为左心耳和左心室。膈面（下面）：大部为左心室，小部为右心室。

4. 3 缘

下缘（锐缘）介于膈面与胸肋面之间，近水平位，由右心室和心尖构成。左缘（钝缘）：居胸肋面与肺面之间，绝大部分由左心室构成，仅上方一小部分由左心耳构成。右缘由右心房构成。

5. 4 条沟

<u>冠状沟</u>（coronary sulcus，房室沟）近心底处，上部为心房，下部为心室。<u>前室间沟</u>（anterior interventricular groove）和<u>后室间沟</u>（posterior interventricular groove）分别在心的胸肋面和膈面从冠状沟下延至心尖切迹（cardiac apical incisures），为左右心室表面分界。后房间沟：心底右心房与右上、下肺静脉交界处，是左、右心房在心表面的分界标志。

6. 房室交点（crux）

是后房间沟、后室间沟与冠状沟相交处，是重要的心表面标志，其深面有重要的血管和神经等结构。

三、心的各腔

心有四腔，即右心房、右心室，左心房和左心室，左、右心房间有房间隔，左、右心室间有室间隔。

（一）<u>右心房</u>

心腔中最靠右侧的部分，壁厚 2 mm，以<u>界沟</u>（sulcus terminalis）为界，可分为前、后两部。

1. 后部

为腔静脉窦，内壁光滑，有三个入口：<u>上腔静脉口</u>（orifice of superior vena cava）、<u>下腔静脉口</u>（orifice of inferior vena cava）、<u>冠状窦口</u>（orifice of coronary sinus）。右心房内侧壁的后部由房间隔形成，其下部有一呈卵圆形的凹陷，称<u>卵圆窝</u>（fossa ovalis），为胎儿时期卵圆孔闭合后的遗迹；此处较薄弱，是房间隔缺损的好发部位。

2. 前部

为固有心房，前上方有三角形的右心耳。其内面有许多平行排列的肌束，称梳状肌，在心耳处肌束交错似海绵状；固有心房的前下部有右房室口，右心房的血液由此口流入右心室；在右侧房间隔的基部由冠状窦口的前内侧缘、三尖瓣隔侧尖的附着缘和 Todaro 腱围成的三角形区域称 Koch 三角（rigone of Koch），此三角前部的深面有房室结。

（二）右心室

位于右心房前下方，为心腔最靠前的部分，壁厚 3～4 mm，隔侧中部有一横行弓状隆起称**室上嵴**（supraventricular crest），以室上嵴为界可分为流入道和流出道。

1. 流入道

入口为右房室口，卵圆形，上有三尖瓣复合体，三尖瓣（前、后、内）瓣的边缘有腱索连于乳头肌。

2. 流出道

向左上延伸，呈漏斗状，表面光滑，称动脉圆锥。出口为肺动脉口，口周附有三个半月形的肺动脉瓣。

（三）左心房

位于右心房左后方，构成心底大部，壁厚 3mm。

1. 入口

在两侧壁，有四条肺静脉。

2. 出口

位于前下方，左房室口，通左心室。

3. 左心耳

向前突出部。

（四）左心室

位于右心室左后下方，厚 9～12 mm，构成心尖，以二尖瓣前瓣分为两部。

1. 流入道

入口为左房室口，附有二尖瓣（前尖、后尖）复合体。

2. 流出道

称主动脉前庭，出口为主动脉口，口上附有 3 个半月形的主动脉瓣。

四、心的构造

（一）心壁

可分为三层。

1. 心内膜

贴在房室内面的薄膜，与大血管内膜相延续。

2. 心肌层

由心肌纤维构成，心房肌与心室肌不延续，心室肌分外斜、中环、内纵三层。

3. 心外膜

位于心肌层表面，为浆膜性心包的脏层。

（二）房间隔和室间隔

1. 房间隔（interatrial septum）

较薄，卵圆窝处最薄，由心内膜、结缔组织和少量肌束构成。

2. 室间隔（interventricular septum）

较厚，分肌部与膜部。

（1）肌部　由心内膜和心肌构成。

（2）膜部　室间隔上缘中部一小卵圆形区域，仅有心内膜而缺乏肌质。

（三）心纤维性支架

又称心纤维骨骼，包括以下几部分。

1. 纤维三角

左纤维三角：位于主动脉左瓣环与二尖瓣环之间。右纤维三角：位于二尖瓣环、三尖瓣环和主动脉后瓣环之间。

2. 瓣纤维环

肺动脉瓣环、主动脉瓣环、二尖瓣环、三尖瓣环。

3. 室间隔膜部

4. 瓣膜间隔

五、心的传导系统

位于心壁内，由特化了的心肌细胞构成。功能：产生并传导冲动，维持心收缩的正常节律，使心房、心室肌的收缩互相协调。包括窦房结，结间束，房室结，房室束，左、右束支和浦肯野纤维（表 11 - 2）。

表 11 - 2　心的传导系统

	位　置	功　能
窦房结	上腔静脉与右心耳交界处心外膜深面	自主地发出节律性兴奋传出冲动
房室结	冠状窦口与右房室口间心内膜深面	传导冲动，亦可自主发出节律性兴奋
房室束及左、右束支	室间隔处，由房室结发出： 左束支→左心室 右束支→右心室	传导冲动
浦肯野纤维	心内膜下，分布于心肌	

六、心的血管

（一）心的动脉

1. 左、右冠状动脉(left and right coronary artery，表 11 -3)

表 11 -3　左、右冠状动脉

	右冠状动脉	左冠状动脉
起始	主动脉右窦	主动脉左窦
行程	经右心耳和肺动脉起始部之间入冠状沟向右后方至后室间沟。	经左心耳与肺动脉起始部之间入冠状沟左行
主要分支	右缘支和后室间支	旋支和前室间支
分布	右心房、右心室前面、左右心室膈面、室间隔后 1/3，窦房结，房室结	左心室、左心室前面及部分膈面、右心室前面部分，室间隔前 2/3

2. 冠脉循环（图11-2）

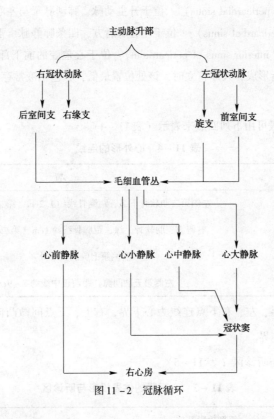

图 11-2　冠脉循环

（二）心的静脉

1. 冠状窦（coronary sinus）

位于心膈面的左心房与左心室之间的冠状沟内，长约 5 cm，向右借冠状窦口注入右心房，其主要属支如下：

（1）**心大静脉**（great cardiac vein）在前室间沟内与左冠状动脉的前室间支相伴行，上行至冠状沟，绕心左缘至心的膈面注入冠状窦左侧。

（2）**心中静脉**（middle cardiac vein）起自心尖，与后室间支相伴行，注入冠状窦的末端。

（3）**心小静脉**（small cardiac vein）起自右心缘，上行至右冠状窦沟内，伴右冠状动脉向左注入冠状窦。

2. 心前静脉（anterior cardiac vein）

起自右心室前壁，1~4 支，向上越过冠状沟直接注入右心房。

3. 心最小静脉（smallest cardiac veins）

是位于心壁内的小静脉，自心壁肌层的毛细血管丛开始，直接开口于心房或心室腔。

七、心包

为包裹心脏和大血管根部的锥形裹，可分为纤维心包和浆膜性心包。

1. 纤维性心包（fibrous pericardium）

最外层，厚而无伸缩性。

2. 浆膜性心包（serous pericardium）

脏层：贴于心肌层外面，构成心外膜。壁层：贴于纤维性心包内面。

3. 心包腔（pericardium cavity）

即浆膜性心包脏、壁两层之间的窄隙，含少量浆液，起润滑作用。

4. 心包窦

（1）心包横窦（transverse pericardial sinus）　位于升主动脉、肺动脉干与左心房和上腔静脉之间。

（2）心包斜窦（oblique pericardial sinus）　位于左心房后方，四条肺静脉、下腔静脉与心包后壁之间。

（3）**心包前下窦**（anterior inferior sinus of pericardium）：位于心包腔的前下部，心包前壁与膈之间的交角处，由心包前壁移行至下壁所形成，人体直立时，该处位置最低，心包积液常存于此处。

八、心的体表投影

（1）心外形，成年人一般可用下列四点来表示（表11-4）。

表11-4　心外形的连线

名　称	位　　置
左上点	左侧第二肋软骨下缘，距胸骨线约1.2cm（第二肋间隙）
右上点	右侧第三肋软骨上缘，距胸骨线约1cm（第二肋间隙）
右下点	右侧第七胸肋关节处
左下点	左侧第五肋间隙，距前正中线约7~9cm

左、右上点连线为心上界、左、右下点连线为心下界，右上、下点间微凸向右的连线为心右界，左上、下点间微凸向左的连线为心左界。

（2）心瓣膜的体表投影与听诊区（表11-5）

表11-5　心瓣膜的体表投影与听诊区

瓣膜	解剖投影部位	听诊部位
二尖瓣	左第四胸肋关节处	心尖处
三尖瓣	胸骨中线与第四肋间交点	胸骨下端偏右
主动脉瓣	胸骨左缘第三肋间	胸骨右缘第二肋间
肺动脉瓣	左第三胸肋关节处	胸骨左缘第二肋间

九、知识链接

1. 右位心

有时心因胚胎发育的原因可以反位成为右位心，同时常伴有腹腔内的脏器反位，此时心的位置偏于中线右侧，心尖指向右下方，心房和心室与大血管的关系正常，但位置倒转，宛如正常心的镜中影像，无血流动力学的改变。此外，还有一种心位于胸腔的右侧，是由于肺、胸膜和膈的病变而引起，心并无结构和功能上的改变，各房室之间的位置关系正常只是心搏动的位置右移。

2. 早搏

过早搏动简称早搏或期前收缩。是指异位起搏点发出的过早冲动引起的心脏搏动，为最常见的心律失常。可发生在窦性或异位性（如心房颤动）心律的基础上。可偶发或频发，可以不规则或规则地在每一个或每数个正常搏动后发生，形成二联律或联律性过早搏动。按起源部位可分为窦性、房性、房室交接处和室性四种。其中以室性早搏最常见，其次是房性，结性较少见，窦性过早搏动罕见。早搏可见于正常人或见于器质性心脏病患者，常见于冠心病、风湿性心脏病、高血压性心脏病、心肌病等。早搏亦可见于奎尼丁、普鲁卡因酰胺、洋地黄或锑剂中毒；低钾血症；心脏手术或心导管检查时对心脏的机械刺激等。

3. 房间隔缺损封堵术

1976 年首次用于临床。20 世纪 80 年代后期至今，随着封堵伞的不断改进，尤其是在飞速发展的二维及三维经食管超声心动图技术的引导下，此技术已日臻成熟。这种治疗措施是采用经股静脉穿刺的方法，将封堵伞送入心房，补贴固定在房间隔缺（ASD）损处，阻断心房水平左向右分流，恢复正常血液循环途径。房间隔缺损（ASD）封堵器是一个专门设计的用来封闭房间隔缺损的器械。医生会针对特殊的房间隔缺损选择合适的封堵器，被选择的封堵器将会经导管植入到缺损位置且永久地留在缺损位置处。

临床病案分析

　　患者男性，30 岁，30 分钟前因车祸发生闭合性胸部损伤，既往身体健康，无心肺疾患，查体：神志清，查体合作，痛苦貌，BP：90/80 mmHg；呼吸急促、困难、浅弱，40 次/分；脉搏规整、快弱，130 次/分；颈静脉怒张，充盈明显，气管居中，双肺呼吸音清，无啰音，心律整，心音遥远，未闻及病理性杂音，腹部及四肢大致正常，无病理反射引出。初步诊断为心脏外伤、心包填塞。

　　思考 1. 心包的组成是什么？心包腔是怎么组成的？

　　2. 若要进行心包穿刺，位置在哪？为什么？

　　解析：1. 心包分内、外两层，外层是纤维心包，内层为浆膜心包，浆膜心包又分脏、壁两层，脏层包于心肌的表面，形成心外膜；两层之间潜在的腔隙称心包腔。

　　2. 穿刺位置：剑突与左侧第 7 肋软骨交界处进行心包穿刺，可进入心包前下窦，心包前下窦位于心包腔的前下部，心包前壁与膈之间的交角处，人体直立时，该处位置最低，心包积液常存于此处。

（新疆医科大学　阿地力江·伊明）

第三节　动　脉

重点	头颈部、上肢、腹部、盆部和下肢的动脉干及其分支、分布。
难点	腹腔干的分支、分布。
考点	主动脉及全身大动脉干的起止和延续关系；各局部动脉干及各级主要分支、分布。

速览导引图

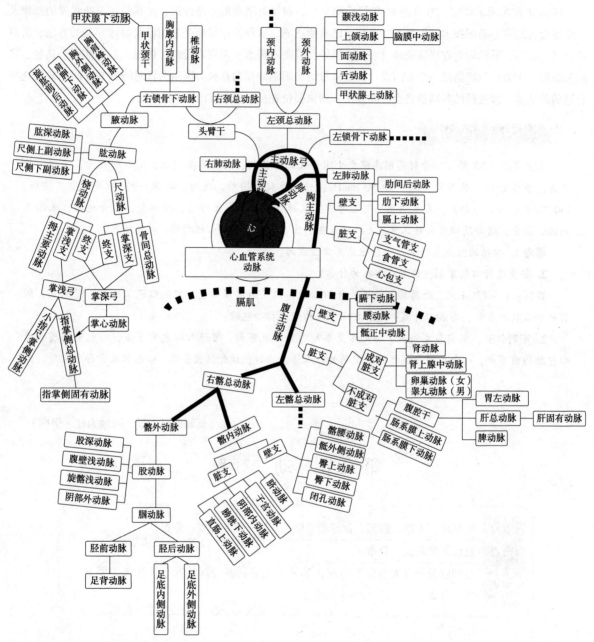

动脉(artery) 是指从心运血到全身各器官的血管，全身的动脉可分为肺循环的动脉和体循环的动脉。

一、肺循环的动脉

肺动脉干(pulmonary trunk)：发自右心室，经主动脉前方行向左后上方，至主动脉弓下缘分为左、右肺动脉，分别走向左、右肺门。

动脉韧带(arterial ligament)：连于主动脉弓下缘与肺动脉干分叉处稍左侧的纤维结缔组织索，是胚胎时期动脉导管闭索的遗迹。

二、体循环的动脉

主动脉是体循环的动脉主干，根据其行程可分为如下四段。

升主动脉（ascending aorta）：分支有左、右冠状动脉（见本章第二节"心"）

主动脉弓（aorta arch）

右↓左 {头臂干 {右颈总动脉 / 右锁骨下动脉 / 左颈总动脉 / 左锁骨下动脉

降主动脉 {胸主动脉（thoracic aorta） / 腹主动脉（abdominal aorta）{左髂总动脉 / 右髂总动脉

（一）颈总动脉

颈总动脉是头颈部的主要动脉干。

行程：左颈总动脉起自主动脉弓，右颈总动脉起自头臂干，经胸锁关节后方，沿食管、气管和喉外侧上行，平甲状软骨上缘分颈内动脉和颈外动脉。

各级主要分支：

颈总动脉 {颈内动脉：分布于脑和视器 / 颈外动脉 {甲状腺上动脉 / 面动脉 / 舌动脉 / 上颌动脉：发出脑膜中动脉 / 颞浅动脉

颈动脉窦（carotid sinus）：是颈总动脉与颈内动脉起始部的膨大，窦壁外膜内有丰富的游离神经末梢称为压力感受器，可反射性地调节血压。

颈动脉小球（carotid glomus）：在颈总动脉分杈的后方的扁圆形小体，是化学感受器，可感受血液中 CO_2 浓度变化的刺激，反射性地调节呼吸。

1. 颈外动脉（external carotid artery）

至下颌颈处分为颞浅动脉和上颌动脉 2 个终支。主要分支如下。

（1）甲状腺上动脉（superior thyroid artery） 自起始部向前下至甲状腺侧叶上端发分支至甲状腺上部与喉。

（2）舌动脉（lingual artery） 平舌骨大角发出，经舌骨舌肌深面入舌，发分支至口底及腭扁桃体。

（3）面动脉（facial artery） 自舌动脉稍上方，经下颌下腺深面，绕下颌骨下缘咬肌前缘至面部，沿口角鼻翼外侧上行到内眦，易名内眦动脉，分支分布于下颌下腺、腭扁桃体及面部软组织。

（4）上颌动脉（maxillary artery） 终支之一。平下颌颈深面入颞下窝，在翼内、外肌之间入翼腭窝。沿途分支至外耳道、鼓室、牙及牙龈、鼻腔、咀嚼肌等。其分支较重要的有脑膜中动脉（middle meningeal artery），穿棘孔分布于硬脑膜。

（5）颞浅动脉（superficial temporal artery） 在耳屏前方经颧弓根部浅面至颞部皮下，分布于额、颞、顶部软组织。

此外，颈外动脉尚发出枕动脉、耳后动脉和咽升动脉等，分别发分支至枕区、耳后、咽及颅底等处。

2. 颈内动脉（internal carotid artery）

垂直上升至颅底，经颈动脉管入颅。颈内动脉在颈部无分支，入颅后发分支主要至视器和脑。

（二）锁骨下动脉

行程：锁骨下动脉左侧起自主动脉弓，右侧起自头臂干，经胸锁关节后方，斜向外至颈根部，呈弓状经胸膜顶前方，穿斜角肌间隙，至第1肋外缘续腋动脉。

锁骨下动脉的主要分支：

锁骨下动脉 ┤椎动脉
　　　　　├胸廓内动脉
　　　　　└甲状颈干

（1）椎动脉（vertebral artery）　在前斜角肌内侧发出，上行穿第6至第1颈椎横突孔，经枕骨大孔入颅后左右汇合形成基底动脉。发分支至脑与脊髓。

（2）胸廓内动脉（internal thoracic artery）　椎动脉起始的相对侧发出，向下入胸腔，沿第1~6肋软骨后面下降，分支分布于胸前壁、心包、膈和乳房等处。其较大的终支称为腹壁上动脉，穿膈入腹直肌与腹壁下动脉吻合营养腹直肌。

（3）甲状颈干（thyrocevical trunk）　为一短干，位于椎动脉外侧。发出后很快分出甲状腺下动脉和肩胛上动脉等分支。其中甲状腺下动脉横过颈动脉鞘后方至甲状腺侧叶下端，分布于甲状腺下部及附近的喉与气管、咽与食管。

此外，锁骨下动脉还发出肋颈干分布于第1、2肋间支及颈部深肌；肩胛背动脉分布于背部浅层肌。

1. 腋动脉（axillary artery）

在第1肋外侧缘处续于锁骨下动脉，行于腋窝深部，至大圆肌下缘移行为肱动脉。

腋动脉的主要分支：

腋动脉 ┤胸肩峰动脉
　　　　├胸外侧动脉
　　　　├肩胛下动脉 ┤胸背动脉
　　　　│　　　　　└旋肩胛动脉
　　　　└旋肱前、后动脉

（1）胸肩峰动脉　发分支分布于胸大肌、胸小肌、三角肌、肩关节。

（2）胸外侧动脉　发分支分布于胸大肌、胸小肌、前锯肌、乳房。

（3）肩胛下动脉　发出胸背动脉和旋肩胛动脉两个分支。其中胸背动脉主要分布到背阔肌和前锯肌；旋肩胛动脉穿三边孔至冈下窝诸肌。

（4）旋肱后动脉　穿过四边孔，绕肱骨外科颈至肩关节及附近诸肌。

2. 肱动脉（brachial artery）

在大圆肌下缘处续于腋动脉，沿肱二头肌内侧下行至肘窝，平桡骨颈平面分为桡动脉和尺动脉。

肱动脉的主要分支：

（1）肱深动脉　伴桡神经沿桡神经沟下行，分布于肱三头肌、肱骨，末端分支，终支加入肘关节网。

（2）尺侧上、下副动脉　参与肘关节网组成。

3. 桡动脉（radial artery）

先经肱桡肌和旋前圆肌之间，继而在肱桡肌腱和桡侧腕屈肌腱之间下行，绕桡骨茎突至手背，穿第1掌骨间隙至手掌。

桡动脉的主要分支：

（1）终支　与尺动脉掌深支吻合形成掌深弓。

（2）掌浅支　在桡腕关节处发出，下行至手掌与尺动脉吻合形成掌浅弓。

（3）拇主要动脉　在掌侧深部发出 3 分支至示指和拇指。

4. 尺动脉（ulnar artery）

在尺侧腕屈肌与指浅屈肌之间下行，经豌豆骨桡侧至手掌。

尺动脉的主要分支：

（1）骨间总动脉　又分为骨间前和骨间后动脉分布于前臂肌和尺、桡骨。

（2）终支　与桡动脉掌浅支吻合形成掌浅弓。

（3）掌深支　与桡动脉掌终支吻合形成掌深弓。

5. 掌浅弓和掌深弓

（1）掌浅弓（superficial palmar）　由尺动脉的末端和桡动脉的掌浅支吻合形成。

指掌侧总动脉（3 条）– 指掌侧固有动脉：分布于 2 ~ 5 指相对缘。

小指尺掌侧动脉：分布于小指尺侧缘。

（2）掌深弓（deep palmar arch）　由桡动脉的末端和尺动脉的掌深支吻合形成。发出 3 条掌心动脉汇入指掌侧总动脉。

（三）胸主动脉

是胸部的动脉主干，发出壁支和脏支两种分支，分述如下。

（1）壁支　① 肋间后动脉　② 肋下动脉　③ 膈上动脉

（2）脏支　① 支气管支　② 食管支　③ 心包支

（四）腹主动脉

是腹部的动脉主干，至第 4 腰椎下缘分为左、右髂总动脉。其分支包括壁支和脏支：

1. 壁支

膈下动脉、腰动脉、骶正中动脉　分布于腹后壁、脊髓、膈和盆后壁等

2. 脏支

成对脏支：
肾上腺中动脉（middle suprarenal artery）：至肾上腺
肾动脉（renal artery）：约平第 1 ~ 2 腰椎椎间盘的高度起于腹主动脉 横行向外至肾门入肾，并分出肾上腺下动脉至肾上腺
睾丸动脉（testicular artery）（男性）：至睾丸和附睾
卵巢动脉（ovarianartery）（女性）：至卵巢和输卵管壶腹部

不成对脏支：
腹腔干（coeliac trunk）：在主动脉裂孔的稍下方发自腹主动脉
肠系膜上动脉（superior mesenteric artery）：约平第 1 腰椎高度发出
肠系膜下动脉（inferior mesenteric artery）：约平第 3 腰椎高度发出

①腹腔干分支

$$\left\{\begin{array}{l}\text{胃左动脉}\\[2pt]\text{肝总动脉}\left\{\begin{array}{l}\text{肝固有动脉}\left\{\begin{array}{l}\text{肝左支：至肝左叶}\\\text{肝右支–胆囊动脉：至肝右叶及胆囊}\\\text{胃右动脉：与胃左动脉吻合}\end{array}\right.\\[4pt]\text{胃十二指肠动脉}\left\{\begin{array}{l}\text{胰十二指肠上动脉：分布于胰头和十二指肠}\\\text{胃网膜右动脉：与胃网膜左动脉吻合，分布于胃大弯和大网膜}\end{array}\right.\end{array}\right.\\[8pt]\text{脾动脉}\left\{\begin{array}{l}\text{胃短动脉}\\\text{胃网膜左动脉}\\\text{胃后动脉}\\\text{胰支}\\\text{脾支}\end{array}\right.\end{array}\right.$$

②肠系膜上动脉的分支

$$\left\{\begin{array}{l}\text{胰十二指肠下动脉：分支与胰十二指肠上动脉的分支吻合}\\\text{空肠动脉：至空肠}\\\text{回肠动脉：至回肠}\\\text{回结肠动脉：至回肠末端、盲肠、阑尾（阑尾动脉）和升结肠}\\\text{右结肠动脉：至升结肠}\\\text{中结肠动脉：至横结肠}\end{array}\right.$$

③肠系膜下动脉的分支

$$\left\{\begin{array}{l}\text{左结肠动脉：至降结肠}\\\text{乙状结肠动脉：至乙状结肠}\\\text{直肠上动脉：至直肠上部}\end{array}\right.$$

（五）髂总动脉

由腹主动脉分出后，沿腰大肌内侧下至骶髂关节处分为髂内动脉（internal iliac artery）和髂外动脉（external iliac artery）。

（六）髂内动脉

短干，沿盆腔侧壁下行。分出壁支和脏支。

1. 壁支

$$\left\{\begin{array}{l}\text{髂腰动脉：至髂肌、腰大肌}\\\text{骶外侧动脉：至盆后壁}\\\text{臀上动脉：至臀中、小肌}\\\text{臀下动脉：至臀大肌}\\\text{闭孔动脉：至大腿内收肌群}\end{array}\right.$$

2. 脏支

$$\left\{\begin{array}{l}\text{脐动脉：远端闭锁，近端发出膀胱上动脉。}\\\text{子宫动脉}\\\text{阴部内动脉}\left\{\begin{array}{l}\text{肛动脉}\\\text{会阴动脉}\\\text{阴茎/蒂动脉}\end{array}\right.\\\text{膀胱下动脉}\\\text{直肠下动脉}\end{array}\right.$$

（七）髂外动脉

沿腰大肌内侧缘下降，经腹股沟韧带中点深面至股部移行为股动脉。髂外动脉的分支有：

$\begin{cases} 腹壁下动脉：入腹直肌鞘与腹壁上动脉吻合 \\ 旋髂深动脉：至髂嵴及附近肌 \end{cases}$

1. 股动脉（femoral artery）

在股三角内下行，经收肌管，出收肌腱裂孔至腘窝，移行为腘动脉。股动脉的主要分支是股深动脉，其他还包括腹壁浅动脉、旋髂浅动脉和阴部外动脉等。

$股动脉\begin{cases} 股深动脉\begin{cases} 旋股内侧动脉：分布于股内收肌 \\ 旋股外侧动脉：分布于股前群肌 \\ 穿动脉（3支）：至股后群肌 \end{cases} \\ 腹壁浅动脉：在腹前壁浅筋膜内 \\ 旋髂浅动脉：至髂前上棘浅部 \\ 阴部外动脉：至外阴部 \end{cases}$

2. 腘动脉（popliteal artery）

在腘窝深部下行，至腘肌下缘分为胫前和胫后动脉，该动脉在腘窝发出关节支和肌支至膝关节和邻近肌。

3. 胫后动脉（posterior tibial artery）

沿小腿后群浅深屈肌之间下行，经内踝后方至足底分为足底内侧和外侧动脉。

4. 胫前动脉（anterior tibial artery）

是腘动脉另一终支。穿小腿骨间膜上部裂孔至小腿前群肌深面，经踝关节前方达足背移行为足背动脉。沿途发支至小腿前群肌，参与膝关节网的构成。

（中南大学 范春玲）

第四节 静 脉

重点	体循环和肺循环静脉的组成、起止及属支的连续性；静脉角的位置；头静脉、贵要静脉、肘正中静脉的位置、注入部位及临床意义；大（小）隐静脉行程、属支名称、注入部位及临床意义，下肢浅、深静脉的交通支；肝门静脉的组成、特点、主干行程、属支、收集范围及与上、下腔静脉吻合的部位、吻合途径及其临床意义。
难点	肝门静脉的组成，属支名称，注入部位及收集范围；肝门静脉与上、下腔静脉吻合的部位及吻合途径。
考点	静脉的特点、静脉瓣的分布规律、结构特殊的静脉；上、下腔静脉的组成、起止、属支的连续性；肝门静脉的组成、主干行程、属支、收集范围；肝门静脉的结构特点、与上、下腔静脉系的吻合及其侧支循环、临床意义。

速览导引图

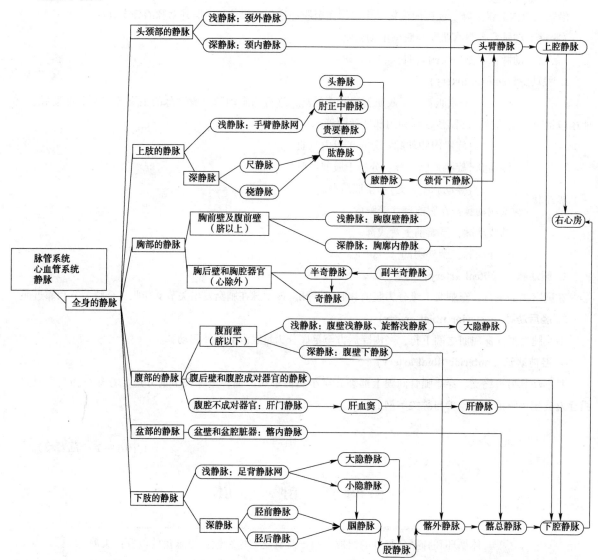

　　静脉(vein) 是运送血液回心的血管，起自毛细血管，止于心房。与动脉比较，静脉数量多，管径粗，壁薄、腔大、压力低、流速慢、吻合多，有瓣膜。在结构和配布方面，静脉有以下特点：① **体循环静脉分为浅、深静脉**，浅静脉**位于浅筋膜**内（又称皮下静脉），最后注入深静脉；深静脉位于深筋膜深面，与同名动脉伴行。② **静脉的吻合较丰富**，浅静脉吻合形成静脉网；深静脉形成静脉丛。③ 有静脉瓣(venous valve)，由静脉管壁的内膜形成的半月形皱襞，游离缘朝向心，有利于静脉血向心回流。④ 结构特殊的静脉：硬脑膜窦和板障静脉。

　　全身的静脉可分为肺循环的静脉和体循环的静脉。

一、肺循环的静脉

　　肺静脉（pulmonary vein）4 条，分别为左上、下肺静脉和右上、下肺静脉，均起于肺门，注入左心房。

二、体循环的静脉

体循环的静脉 ┌ 心的静脉（在心的血管已叙述）
　　　　　　 ┤ 上腔静脉
　　　　　　 └ 下腔静脉（包括肝门静脉）

（一）上腔静脉

上腔静脉　包括上腔静脉及其属支，收集头颈、上肢和胸部（心、肺除外）等上半身静脉血。上腔静脉（superior vena cava），为大的静脉干，在右侧第 1 胸肋结合处后方由左、右头臂静脉合成，沿升主动脉右侧下行，至第 3 胸肋关节下缘注入右心房。**头臂静脉**（brachiocephalic vein）：由颈内静脉和锁骨下静脉在胸锁关节后方汇合而成，汇合处向外的夹角称**静脉角**（venous angle），有淋巴导管注入。

1. 头颈部的静脉

浅静脉包括面静脉、颞浅静脉、颈前静脉和颈外静脉，**深静脉**包括颅腔内静脉、颈内静脉和锁骨下静脉等。

（1）面静脉（facial vein）　位置表浅。起自内眦静脉，在面动脉后方下行至舌骨大角附近注入颈内静脉。它通过内眦静脉经眼上静脉与颅内海绵窦相交通，借交通支经翼静脉丛与颅内海绵窦相通。面静脉在口角平面以上无瓣膜，面部发生感染时，若处理不当（如挤压等）可致颅内感染。故将鼻根至两侧口角的三角区称为"危险三角"（danger triangle）。

（2）下颌后静脉（retromandibular vein）　由颞浅静脉和上颌静脉在腮腺内汇合而成，分为前、后两支，前支汇入面静脉，后支和枕静脉会合形成颈外静脉。

（3）颈外静脉（external jugular vein）　由下颌后静脉的后支、耳后静脉和枕静脉在下颌角处会合形成，在锁骨上方穿深筋膜注入锁骨下静脉或静脉角。收集头皮和面部的静脉血。正常人站位或坐位时，颈外静脉常不显露，当心脏疾病或上腔静脉阻塞引起颈外静脉回流不畅时，在体表可见到静脉充盈轮廓，称**颈静脉怒张**。

（4）颈前静脉（anterior jugular vein）　起自颏部下方的浅静脉，沿颈前正中线的两侧下行，注入颈外静脉末端或锁骨下静脉。

（5）颈内静脉（internal jugular vein）　于颈静脉孔处续于乙状窦，在颈动脉鞘内下行至胸锁关节后方与锁骨下静脉汇合形成头臂静脉。颅内属支：硬脑膜窦，收集脑膜、脑、颅骨、视器和前庭蜗器的静脉血。颅外属支：面静脉、舌静脉、咽静脉、甲状腺上、中静脉，收集同名器官的静脉血。

（6）锁骨下静脉（subclavian vein）　于第 1 肋外缘续于腋静脉，至胸锁关节后方与颈内静脉汇合成头臂静脉，其主要属支是颈外静脉和腋静脉。

2. 上肢的静脉

（1）上肢的浅静脉　包括头静脉、贵要静脉、肘正中静脉及其属支。

① 头静脉（cephalic vein）起自手背静脉网桡侧，沿前臂桡侧、肘部前面、肱二头肌外侧沟上行，经三角肌和胸大肌之间的肌间沟至锁骨下方穿深筋膜注入腋静脉或锁骨下静脉。

② 贵要静脉（basilic vein）起自手背静脉网尺侧，沿前臂尺侧上行至臂中点平面，穿深筋膜注入肱静脉或伴肱静脉上行注入腋静脉。

③ 肘正中静脉（median cubital vein）于肘窝处连于头静脉和贵要静脉之间。

手背静脉、头静脉前臂段、贵要静脉和肘正中静脉是临床上采血、输液、输血或插入导管等的常用部位。

（2）上肢的深静脉　与同名动脉相伴行，为 2 条，深、浅静脉之间有广泛的吻合支。腋静脉（axillary vein）在大圆肌下缘由两条肱静脉汇合而成，在第 1 肋的外缘续为锁骨下静脉，收集上肢的所有浅、深静脉血。

3. 胸部的静脉

包括胸前、后壁的静脉，胸后壁的静脉有奇静脉、半奇静脉、副半奇静脉和椎静脉丛。

（1）奇静脉（azygos vein） 起于右腰升静脉，沿胸椎体右侧上行，至第 4 胸椎高度向前勾绕右肺根上方注入上腔静脉。奇静脉沿途收集右肋间后静脉、食管静脉、支气管静脉和半奇静脉的血液。奇静脉上连上腔静脉，下借右腰升静脉连于下腔静脉。当上腔静脉或下腔静脉阻塞时，该通道可成为重要的侧副循环途径。

（2）半奇静脉（hemiazygos vein） 起自左腰升静脉，沿胸椎体左侧上行，约到达第 9 胸椎体高度，向右跨越脊柱注入奇静脉，半奇静脉收集左下部的肋间后静脉、食管静脉和副半奇静脉的血液。

（3）副半奇静脉（accessory hemiazygos vein） 沿胸椎体左侧下行，注入半奇静脉或向右跨越脊柱的前方注入奇静脉，副半奇静脉收集左上部的肋间后静脉的血液。

（4）椎静脉丛（vertebral plexus ） 分为椎内、外静脉丛，椎内静脉丛位于椎骨骨膜和硬脊膜之间，收集椎骨、脊髓被膜和脊髓的静脉血；椎外静脉丛位于椎体的前方、椎弓及其突起的后方，收集椎体和附近骨骼肌的静脉血。椎内、外静脉丛无瓣膜，互相吻合，注入附近的椎静脉、肋间后静脉、腰静脉和骶外侧静脉等。椎静脉丛向上与硬脑膜窦相交通，向下与盆腔静脉丛相交通。

（二）下腔静脉

由下腔静脉及其属支组成，收集下半身的静脉血。

1. 下肢的静脉

下肢的静脉较上肢的静脉瓣膜多，浅静脉与深静脉之间的交通丰富。

（1）下肢的浅静脉

① 小隐静脉（small saphenous vein）：起自足背静脉弓外侧，经外踝后方，沿小腿后面上行至腘窝下角穿深筋膜，经腓肠肌两头之间上行至腘窝注入腘静脉。小隐静脉收集足外侧部和小腿后部浅层结构的静脉血。

② 大隐静脉（great saphenous vein）：起自足背静脉弓内侧，经内踝前方，沿小腿内侧、膝关节内后方、大腿内侧面上行，至耻骨结节外下方穿隐静脉裂孔，注入股静脉。大隐静脉汇入股静脉前收纳 5 条属支：**旋髂浅静脉、腹壁浅静脉、阴部外静脉、股内侧浅静脉**和**股外侧浅静脉**。大隐静脉收集足部、小腿、大腿的内侧部和大腿前部浅层结构的静脉血。大隐静脉在内踝前方的位置表浅且恒定，是静脉输液及注射的常用部位。

（2）下肢的深静脉 小腿深静脉均有 2 条，与同名动脉伴行。

① 腘静脉（popliteal vein）：胫前静脉和胫后静脉会合形成**腘静脉**。

② 股静脉（femoral vein）：腘静脉在穿收肌腱裂孔处移行为**股静脉**。股静脉接受大隐静脉和与股动脉分支伴行的静脉。收集下肢、腹前壁下部、会阴等处的静脉血。

2. 腹盆部的静脉

主要有髂外静脉、髂内静脉、髂总静脉、下腔静脉和肝门静脉及其属支。

（1）髂外静脉（external iliac vein） 股静脉伴股动脉上行，经腹股沟韧带后方延续为髂外静脉。髂外静脉接受腹壁下静脉和旋髂深静脉。

（2）髂内静脉（internal iliac vein） 在坐骨大孔上方由盆部的静脉会合形成，在骶髂关节前方与髂外静脉会合形成髂总静脉。属支有壁支和脏支，壁支有臀上静脉、臀下静脉、闭孔静脉和骶外侧静脉等；脏支有直肠下静脉、阴部内静脉和子宫静脉等。

（3）髂总静脉（common iliac vein） 在骶髂关节前方由髂内静脉和髂外静脉会合而成。左髂总静脉长而倾斜，右髂总静脉短而垂直，髂总静脉接受髂腰静脉和骶正中静脉。

（4）下腔静脉（inferior vena cava） 由左、右髂总静脉平第 4 或 5 腰椎右前方合成，沿腹主动脉右侧上行，经肝腔静脉沟，穿膈肌腔静脉孔入胸腔注入右心房。下腔静脉的属支分壁支和脏支。

① 壁支：包括膈下静脉和腰静脉，各腰静脉之间的纵支连成腰升静脉。左、右腰升静脉向上分别续为半奇静脉和奇静脉，向下与髂总静脉和髂腰静脉相交通。

② 脏支：包括睾丸（卵巢）静脉、肾静脉、肾上腺静脉和肝静脉等。

睾丸静脉（testicular vein）：起自睾丸和附睾的蔓状静脉丛，经腹股沟管进入盆腔，会合形成睾丸静脉。左侧睾丸静脉以直角汇入左肾静脉，而右侧睾丸静脉以锐角注入下腔静脉，因此，<u>左睾丸静脉常因回流不畅而造成静脉曲张</u>。

卵巢静脉（ovarian vein）：起自卵巢静脉丛，在卵巢悬韧带内上行会合形成卵巢静脉，注入部位与睾丸静脉相同。

肾静脉（renal vein）：经肾动脉前方向内侧走行注入下腔静脉，跨越腹主动脉的前方。左肾静脉较右肾静脉长，接受左睾丸静脉（卵巢静脉）和左肾上腺静脉。

肾上腺静脉（suprarenal vein）：左侧注入左肾静脉，右侧直接注入下腔静脉。

肝静脉（hepatic vein）：3 条，即肝右静脉、肝中间静脉和肝左静脉，收集肝血窦回流的静脉血，在腔静脉沟处注入下腔静脉。

（5）肝门静脉（hepatic portal vein）　由脾静脉与肠系膜上静脉在胰颈后方合成，上行进入肝十二指肠韧带，在肝固有动脉和胆总管的后方上行至肝门，分为左、右两支入肝，在肝内反复分支成毛细血管，最后再结合为肝静脉，注入下腔静脉。门静脉收集食管腹段、胃、小肠、大肠（齿状线以下除外）、胰、胆囊和脾等处的静脉血。

（1）门静脉的主要属支 （tributaries of hepatic portal vein）

① **脾静脉**，在脾门处由几支静脉汇合而成。在胰后方伴行脾动脉，与肠系膜上静脉合成门静脉；② **肠系膜上静脉**，行于肠系膜内，与脾静脉汇合成门静脉；③ **肠系膜下静脉**，在胰头后方注入脾静脉或肠系膜上静脉；④ **胃左静脉**，在贲门处与注入奇静脉和半奇静脉的食管静脉有吻合；⑤ **胃右静脉**，在胃小弯处与胃左静脉吻合，注入肝门静脉之前接收幽门前静脉；⑥ **胆囊静脉**，注入门静脉或门静脉右支；⑦ **附脐静脉**，起自脐周静脉网，注入门静脉。

（2）门静脉系与腔静脉系的吻合及门静脉侧支循环

门静脉系与上、下腔静脉系之间具有丰富的吻合，在门静脉回流受阻时将建立有效的侧支循环，主要有下列几处：

① 通过食管静脉丛的吻合，<u>胃左静脉</u>食管支与奇静脉、半奇静脉的食管支通过**食管静脉丛**吻合；② 通过<u>直肠静脉丛</u>的吻合，**直肠上静脉**与直肠下静脉和肛静脉通过<u>直肠静脉丛</u>的吻合；③ 通过脐周静脉网的吻合，附脐静脉通过脐周静脉网与胸腹壁静脉、腹壁上静脉或腹壁浅静脉、腹壁下静脉吻合；④ 通过**椎内、外静脉丛**，使贴近腹后壁的肠系膜上、下静脉和脾静脉的小属支与上、下腔静脉系的肋间后静脉、椎静脉、腰静脉的属支间吻合；⑤ 通过肝裸区、胰、十二指肠、升、降结肠，使肠系膜上、下静脉的小属支与腹后壁上、下腔静脉系中的肋间后静脉、膈下静脉、腰静脉、肾静脉等小属支吻合。

在正常情况下，门静脉血汇入肝内并通过肝静脉注入下腔静脉。肝门静脉系与上、下腔静脉系之间的交通支细小，血流量少，但在肝门静脉循环发生障碍时如肝硬化致门静脉压力增高、血流受阻，此时门静脉的血液可经过以上吻合途径回流至上、下腔静脉进行代偿。但由于血流量增多，门静脉又无功能性静脉瓣，上述四个交通支扩张，出现静脉曲张甚至破裂。如果曲张的食管下端及胃底静脉破裂，可引起大出血，表现为呕血；直肠静脉丛曲张破裂可引起便血；脐周静脉丛扩张致腹壁静脉曲张，曲张的静脉自脐向周围呈放射状分布，这一体征称为"海蛇头"。当肝门静脉系的侧支循环失代偿时，可引起收集静脉血范围的器官淤血，出现脾大和腹腔积液等临床表现。

临床病案分析

49 岁男性，农民，因大量呕血而急诊入院。患者有23 年的乙型肝炎病史。最近几天出现疲倦乏力、食欲不振、恶心等症状，并伴有大便发黑、厌食等。经医生检查发现：身体消瘦，脉快、细弱，脾大明显，腹部膨隆，肋弓下可触及肝脏，腹腔积液征阳性，腹前壁脐周静脉曲张。食管吞钡X 线检查结果：食管为钡剂充盈时，可见食管呈虫腐状改变，排空时食管曲张的静脉呈串珠样负影。腹部超声检查显示明显腹腔积液征，肝密度异常，门静脉扩张，脾大。化验检查显示有明显的肝功能损害。诊断：肝硬化肝门静脉高压症。

思考： 肝硬化门静脉高压症症状和体征的病因。

解析： 脾大和脾功能亢进症。肝硬化门静脉高压症的症状和体征主要有脾大、脾功能亢进症、腹腔积液及曲张静脉破裂、消化道出血。脾肿大和脾功能亢进症的主要原因为肝门静脉压力升高致使脾静脉血流淤滞、出现脾充血肿大，长期的脾窦充血，发生脾内纤维组织增生和脾髓细胞再生，引起脾破坏血细胞的功能增加，因此，形成充血性脾大和脾功能亢进症。肝门静脉高压症时，侧支循环开放，途径有四，即：① 胃底及食管下段交通支；② 直肠下端、肛管交通支；③ 腹壁交通支；④ 腹膜后交通支。临床上，特别重要的是胃底、食管下段这一交通支，因它离门静脉主干最近，离腔静脉主干也较近，压力差最大，因而经受门静脉高压的影响也最早，最显著。

随着病情加重，门静脉压力持续升高、血流量增大且门静脉又无静脉瓣，血液逆流，导致交通支扩张，出现静脉曲张，曲张静脉一旦破裂引起大出血，尤其是食管、胃底曲张静脉凸出在消化道腔面，可使覆盖的黏膜变薄，变薄的黏膜易为粗糙食物摩擦或反流的胃酸腐蚀所损伤，导致曲张静脉的破裂，引起急性大量出血，表现为呕血。出血量一般较大，出血较为凶猛。直肠静脉丛也可发生曲张破裂，形成便血；脐周静脉丛扩张致前腹壁静脉曲张。因肝硬化门静脉压力升高致使出现腹腔积液，而每次消化道大出血之后，因为肝功能受损，必有腹腔积液加重现象出现。

思考： 可考虑何种治疗措施？

解析： 对肝硬化门静脉高压症的外科治疗措施主要是针对上消化道出血的治疗。至于脾功能亢进症及顽固腹腔积液，当严格积极的内科治疗无效时，也可以考虑外科手术治疗，包括脾切除术、门 - 腔静脉分流术等。

（中南大学　邓小华）

第十二章　淋巴系统

淋巴系统是脉管系的辅助系统，由淋巴管道、淋巴器官和淋巴组织构成。

1. 淋巴的产生与回流

当血液经动脉运行至毛细血管时，其中部分液体透过毛细血管壁进入组织间隙，形成了组织液，组织液与细胞之间进行物质交换后，大部分经毛细血管静脉端吸收入血液，小部分含有大分子物质的组织液则进入毛细淋巴管成为淋巴液。淋巴液沿各级淋巴管向心流动，并经过诸多淋巴结的滤过，最后汇入静脉。

2. 功能

淋巴系统协助静脉引流组织液，转运脂肪组织和其他大分子物质；淋巴器官和淋巴组织还可增殖淋巴细胞、过滤淋巴液、参与免疫过程，是人体的重要防护屏障。

第一节　淋巴系统结构和配布特点

重点	淋巴系统的组成，淋巴管与淋巴结的配布特点；胸导管的组成（收集淋巴干的名称）、行程、注入部位；右淋巴导管的组成（收集淋巴干的名称）、注入部位；脾的形态、位置和体表投影。
难点	胸导管的组成；右淋巴导管的组成。
考点	胸导管；右淋巴导管；淋巴结；脾。

速览引导图

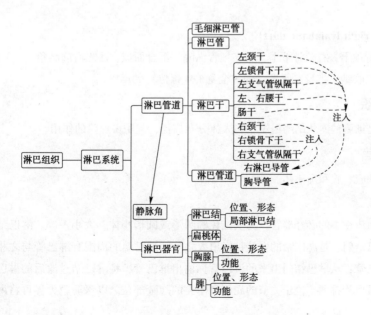

一、淋巴管道

淋巴管道可分为毛细淋巴管、淋巴管、淋巴干和淋巴导管四级。

（一）毛细淋巴管

是淋巴管道的起始段，位于组织间隙内，以膨大的盲端起始，彼此吻合成网。一些大分子物质如蛋白质、细菌等容易进入毛细淋巴管。

（二）淋巴管

由毛细淋巴管汇集而成，在全身各处分布广泛，根据走行位置可分为浅淋巴管和深淋巴管。

1. 浅淋巴管

行于皮下浅筋膜内，多与浅静脉伴行。

2. 深淋巴管

行于深筋膜深面，常与深部的血管神经束伴行。

浅深淋巴管之间有丰富的吻合。淋巴管内含有众多的瓣膜，可防止淋巴逆流。

（三）淋巴干

淋巴管在向心回流途中逐渐汇合形成较粗大的淋巴干。全身共有9条淋巴干，它们是引流头颈部淋巴的左、右颈干，引流上肢和部分胸壁淋巴的左、右锁骨下干，引流胸部淋巴的左、右支气管纵隔干，引流下肢、盆部、腹壁和腹腔成对脏器淋巴的左、右腰干和引流腹腔不成对脏器淋巴的单个的肠干。

（四）淋巴导管

全身9条淋巴干最终分别汇合成两条淋巴导管：即胸导管和右淋巴导管。

1. 胸导管

是全身最粗大的淋巴管道，长约30~40 cm。

（1）行程　胸导管起始于第1腰椎前方的乳糜池（cisterna chyli），乳糜池由左、右腰干和肠干汇合而成，上行穿主动脉裂孔至胸腔后纵隔内，初行于主动脉与奇静脉之间，继在食管后方升至第四、五胸椎高度斜过主动脉后方，行于脊柱左侧，出胸廓上口达颈根部，呈弓状弯曲，注入左静脉角。在注入静脉角前，胸导管接收左颈干、左锁骨下干和左支气管纵隔干的淋巴。

（2）收纳范围　胸导管通过六条淋巴干和某些散在的淋巴管，收集了下半身和上半身左侧半（全身3/4部位）的淋巴。

2. 右淋巴导管（right lymphatic duct）

（1）组成　由右颈干、右锁骨下干、右支气管纵隔干汇合而成，注入右静脉角。

（2）收纳范围　收纳上半身右侧半（约占全身1/4部位）的淋巴。

二、淋巴组织

为含有大量淋巴细胞的网状结缔组织，在人体分布广泛，起防御屏障的作用。

三、淋巴器官

包括淋巴结、胸腺、脾和扁桃体。

（一）淋巴结

为淋巴管向心回流途中的必经器官。为灰红色椭圆形或圆形小体，大小不等。淋巴结一侧隆凸，一侧凹陷，凹陷处称为淋巴结门，是淋巴结的血管神经出入之处。淋巴结的周围有淋巴管与之相连，与凸侧面相连的淋巴管称输入淋巴管；从淋巴结门出来的淋巴管称输出淋巴管，将淋巴结过滤后的淋巴运出淋巴结。淋巴结多聚集成群，多沿血管排列，位于关节的屈侧和体腔的隐蔽部位。以深筋膜为界可将淋巴结分为浅、深两种。浅淋巴结位于浅筋膜内，深淋巴结位于深筋膜深面。

局部淋巴结(或哨位淋巴结)（regional lymph nodes）：指引流某个器官或某个部位淋巴的第一级淋巴结。了解局部淋巴结的位置、引流范围和引流去向，对某些疾病的诊断和治疗有重要的意义。

（二）胸腺

1. 胸腺位置

胸腺位于胸骨柄后方，上纵隔前部，心包前上方，有时可向上突入到颈根部。

2. 胸腺的形态

胸腺分为不对称的左、右两叶，质柔软、呈长扁条状，两叶间借结缔组织相连。胸腺有明显的年龄变化，新生儿及幼儿的胸腺相对较大，青春期后逐渐萎缩退化，被结缔组织代替。

3. 胸腺功能

胸腺主要功能是培育、选择和向周围淋巴器官（淋巴结、脾和扁桃体）和淋巴组织输送 T 淋巴细胞。

（三）脾

1. 脾的位置

脾位于左季肋区，胃底与膈之间，第 9 ~ 11 肋深面，其长轴与第 10 肋一致，前端可达腋中线。正常在肋弓下不应触及。其位置可随呼吸及体位的不同而有变化。

2. 脾的形态

暗红色，质软而脆，分两面，两端，两缘。

（1）两面　膈面光滑隆凸，对向膈。脏面凹陷，中央处有脾门，是血管，神经和淋巴管出入部位。

（2）两端　前端较宽，朝向前外方，达腋中线。后端钝圆朝向后内方，距离正中线 4 ~ 5cm。

（3）两缘　上缘较锐，朝向前上方，前部有 2 ~ 3 个脾切迹，是脾大时触诊脾的标志。下缘较钝，朝向后下方。

3. 脾的功能

是人体最大的淋巴器官，具有储血、造血、清除衰老红细胞和进行免疫应答的功能。

第二节　淋巴结的位置和淋巴引流范围

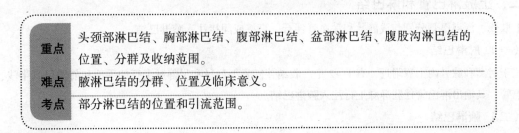

重点	头颈部淋巴结、胸部淋巴结、腹部淋巴结、盆部淋巴结、腹股沟淋巴结的位置、分群及收纳范围。
难点	腋淋巴结的分群、位置及临床意义。
考点	部分淋巴结的位置和引流范围。

速览引导图

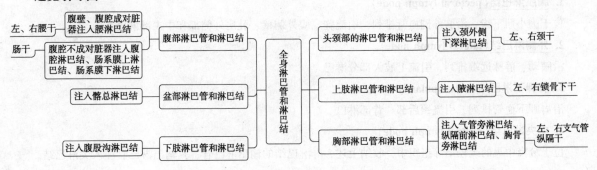

一、头颈部淋巴管和淋巴结

头、颈部淋巴结的输出淋巴管下行直接或间接地注入颈外侧下深淋巴结。

（一）头部淋巴结

包括枕淋巴结、耳后淋巴结、腮腺淋巴结、下颌下淋巴结和颏下淋巴结等淋巴结，沿头颈交界处排列，主要引流头面部淋巴。其输出淋巴管直接或间接注入颈外侧上深淋巴结。

（二）颈部淋巴结

颈部淋巴结主要包括颈前淋巴结和颈外侧淋巴结。

1. 颈前淋巴结

（1）颈前浅淋巴结　沿颈前静脉排列，引流舌骨下区的浅淋巴。

（2）颈前深淋巴结　位于颈部内脏（甲状腺、喉、气管）前方及两侧，引流甲状腺、喉、气管颈部和食管颈部淋巴。其输出淋巴管直接或间接注入颈外侧深淋巴结。

2. 颈外侧淋巴结（lateral cervical lymph node）

（1）颈外侧浅淋巴结（superficial lateral cervicallymph node）　沿颈外静脉排列，引流颈外侧浅层结构的淋巴，并收集枕淋巴结、耳后淋巴结和腮腺淋巴结的输出管。其输出淋巴管注入颈外侧深淋巴结。

（2）颈外侧深淋巴结（deep lateral cervical lymphnode）　主要沿颈内静脉排列，部分淋巴结沿副神经和颈横血管排列。颈外侧深淋巴结群中较重要的淋巴结有：①颈内静脉二腹肌淋巴结位于颈内静脉，面静脉和二腹肌后腹之间，引流腭扁桃体、鼻咽、舌根的淋巴。鼻咽癌和舌根癌常首先转移至此淋巴结。②颈内静脉肩胛舌骨肌淋巴结位于肩胛舌骨肌中间腱与颈内静脉交叉处，引流舌尖的淋巴。③副神经淋巴结沿副神经排列。④锁骨上淋巴结位于锁骨下动脉和臂丛附近，食管癌和胃癌后期的癌细胞，可沿胸导管或颈干逆流转移至左锁骨上淋巴结的Virchow 淋巴结。颈外侧深淋巴结收纳头颈部、胸壁上部、乳房上部和舌、咽、腭扁桃体、喉、气管、甲状腺等器官的淋巴管，其输出淋巴管合成左、右颈干（cervical trunk）。

3. 咽后淋巴结

位于咽后壁和椎前筋膜之间，引流鼻腔后部、鼻旁窦、鼻咽部和喉咽部的淋巴，其输出淋巴管汇入颈外侧上深淋巴结。

二、上肢淋巴管和淋巴结

上肢浅、深淋巴管分别与浅静脉和深血管伴行，直接或间接注入腋淋巴结。

（一）肘淋巴结

位于肘窝和肱骨内上髁附近，有 1~2 个，收纳伴随贵要静脉和尺静脉上行的手部和前臂尺侧半浅、深部的淋巴管，其输出淋巴管伴肱静脉上行注入腋淋巴结。

（二）腋淋巴结

位于腋窝的疏松结缔组织内及腋血管周围，按位置分为 5 群。

1. 胸肌淋巴结（pectoral lymph node）

位于胸小肌下缘，沿胸外侧血管排列，引流胸、腹外侧壁、乳房外侧部和中央部淋巴。

2. 外侧淋巴结（lateral lymph node）

沿腋动、静脉远端排列，引流上肢大部分淋巴。

3. 肩胛下淋巴结（subscapular lymph node）

沿肩胛下血管排列，引流颈后部、背部淋巴。

4. 中央淋巴结（central lymph node）

位于腋窝中央的疏松结缔组织中，收纳上述 3 群淋巴结的输出淋巴管，其输出淋巴管注入尖淋巴结。

5. 尖淋巴结(apical lymph node)

沿腋静脉内侧排列，引流乳房上部和周围部的淋巴，并收纳上述4群淋巴结和锁骨下淋巴结的输出淋巴管，其输出淋巴管形成左、右锁骨下干（subclavian trunk）。

三、胸部淋巴管和淋巴结

胸部淋巴结分为胸壁淋巴结和胸腔器官淋巴结，分别位于胸壁内和胸腔器官周围。

（一）胸壁淋巴结

胸壁大部分浅淋巴管注入胸肌淋巴结，胸前壁上部的浅淋巴管注入颈外侧下深淋巴结；胸壁深淋巴管注入胸壁淋巴结。胸壁的淋巴结有以下几种。

1. 胸骨旁淋巴结

沿胸廓内血管排列，引流乳房内侧部、脐以上腹前壁的淋巴，并收纳膈上淋巴结的输出淋巴管，其输出管参与合成支气管纵隔干。

2. 肋间淋巴结

多位于肋头附近，沿肋间后血管排列，分为前、中、后3组。引流胸后壁的淋巴，其输出淋巴管注入胸导管。

3. 膈上淋巴结

位于膈的胸腔面，膈胸膜的下方，分为前群、外侧群、后群，引流膈、壁胸膜、心包和肝膈面的淋巴，其输出淋巴管多注入胸骨旁淋巴结、纵隔前、后淋巴结。

（二）胸腔器官淋巴结

1. 纵隔前淋巴结

位于上纵隔前部和前纵隔内，引流胸腺、心、心包和纵隔胸膜的淋巴，和膈上淋巴结外侧群的输出淋巴管，其输出淋巴管注入支气管纵隔干。

2. 纵隔后淋巴结

位于上纵隔后部和后纵隔内，食管和胸主动脉周围，引流心包、食管胸段和膈的淋巴和膈上淋巴结外侧、后群的输出淋巴管，其输出淋巴管注入胸导管。

3. 气管、支气管、肺的淋巴结

数目众多。

（1）肺淋巴结（pulmonary lymph node）位于肺内，沿支气管和肺动脉的分支排列，其输出淋巴管注入支气管肺淋巴结。

（2）支气管肺淋巴结（bronchopulmonary lymph node）又称肺门淋巴结，位于肺门处，肺血管和支气管之间，收纳肺、食管等处的淋巴管，其输出淋巴管注入气管支气管淋巴结。

（3）气管支气管淋巴结（tracheobronchial lymph node）位于气管杈周围，分为上、下两群，其输出淋巴管注入气管旁淋巴结。

（4）气管旁淋巴结（paratracheal lymph node）位于气管周围，气管旁淋巴结和纵隔前淋巴结、胸骨旁淋巴结的输出淋巴管分别会合形成左、右支气管纵隔干（bronchomediastinal trunk）。

四、下肢淋巴管和淋巴结

下肢浅、深淋巴管分别与浅静脉和深血管伴行，直接或间接注入腹股沟淋巴结。此外，臀部的深淋巴管沿深血管注入髂内淋巴结。

（一）腘淋巴结

位于腘窝内，浅淋巴结沿小隐静脉末端排列，收纳足外侧缘和小腿后外侧面的浅淋巴管，深淋巴结沿腘血管排列收纳足和小腿的深淋巴管。其输出淋巴管与股血管伴行，最终注入腹股沟深淋巴结。

（二）腹股沟浅淋巴结

分为上、下两群。上群与腹股沟韧带平行排列，引流腹前壁下部、臀部、会阴和外生殖器淋巴；下群沿大隐静脉末端排列，收纳除足外侧缘和小腿后外侧部外的下肢浅淋巴管。其输出淋巴管注入腹股沟深淋巴结或直接注入髂外淋巴结。

（三）腹股沟深淋巴结

位于股静脉周围和股管内，引流腹股沟浅淋巴结及下肢和会阴深部结构的淋巴，其输出淋巴管注入髂外淋巴结。

五、盆部淋巴管和淋巴结

盆部的淋巴结分为盆壁淋巴结和盆腔脏器旁淋巴结，分别沿盆腔血管和脏器周围排列，直接或间接注入髂总淋巴结。

1. 髂外淋巴结（external iliac lymph node）

沿髂外血管排列，引流腹前壁下部、膀胱、前列腺或子宫颈和阴道上部的淋巴和腹股沟浅、深淋巴结的输出淋巴管，其输出淋巴管注入髂总淋巴结。

2. 髂内淋巴结（internal iliac lymph node）

沿髂内动脉主干及其分支排列，引流大部分盆壁、盆腔脏器以及会阴深部、臀部、股后部深层结构的淋巴，其输出淋巴管注入髂总淋巴结

3. 骶淋巴结（sacral lymph node）

位于骶骨盆面，沿骶正中动脉和骶外侧动脉排列，引流盆后壁、直肠、前列腺和精囊或子宫、阴道等处的淋巴，其输出淋巴管注入髂内淋巴结或髂总淋巴结。

4. 髂总淋巴结（common iliac lymph node）

位于髂总动脉的内侧、外侧和背侧，收纳上述 3 群淋巴结的输出淋巴管，其输出淋巴管注入腰淋巴结。

六、腹部淋巴管和淋巴结

腹部淋巴结分为腹壁淋巴结和腹腔器官淋巴结，分别位于腹后壁和腹腔脏器周围，沿腹腔血管排列。

（一）腹壁淋巴结

腹前外侧壁脐平面以上浅淋巴管注入腋淋巴结，深淋巴管注入胸骨旁淋巴结；腹前外侧壁脐平面以下浅淋巴管注入腹股沟浅淋巴结，深淋巴管注入腹股沟深淋巴结；腹后壁的淋巴管注入腰淋巴结。

（二）腹腔器官的淋巴结

腹腔成对脏器淋巴管直接汇入腰淋巴结；腹腔不成对脏器淋巴管分别注入腹腔淋巴结、肠系膜上淋巴结、肠系膜下淋巴结。

1. 腰淋巴结（lumbar lymph node）

位于腹后壁，沿腹主动脉和下腔静脉排列，引流腹后壁淋巴、腹腔成对器官（肾、肾上腺、睾丸、卵巢等）的淋巴和髂总淋巴结的输出淋巴管。其输出淋巴管汇合成左、右腰干（lumbar trunk），参与组成乳糜池。

2. 腹腔淋巴结（celiac lymph node）

位于腹腔干的周围，收纳肝、胆囊、胰、脾、胃、十二指肠等器官的淋巴管，其输出淋巴管汇入肠干。沿腹腔干分支排列的淋巴结有贲门淋巴结，胃左、右淋巴结，胃网膜左、右淋巴结，幽门淋巴结，肝淋巴结，胰淋巴结和脾淋巴结。这些淋巴结沿同名动脉排列，引流相应动脉分布范围的淋巴，其输出淋巴管直接或间接汇入腹腔淋巴结。

3. 肠系膜上淋巴结(superior mesenteric lymph node)

位于肠系膜上动脉起始部周围,收纳包括空肠至结肠左曲之间消化管的淋巴管,其输出淋巴管汇入肠干。沿肠系膜上动脉排列的淋巴结包括肠系膜淋巴结、回结肠淋巴结、右结肠淋巴结和中结肠淋巴结等,这些淋巴结引流相应动脉分布范围的淋巴,其输出淋巴管注入肠系膜上淋巴结。

4. 肠系膜下淋巴结(inferior mesenteric lymph node)

位于肠系膜下动脉根部周围,收纳结肠左曲至直肠上部之间消化管的大部分淋巴管,其输出淋巴管汇入肠干。沿肠系膜下动脉排列的淋巴结包括左结肠淋巴结、乙状结肠淋巴结和直肠上淋巴结,它们引流相应动脉分布范围的淋巴,其输出淋巴管注入肠系膜下淋巴结。

腹腔淋巴结、肠系膜上淋巴结和肠系膜下淋巴结的输出淋巴管多汇合成一条肠干(intestinal trunk),与腰干共同形成乳糜池。

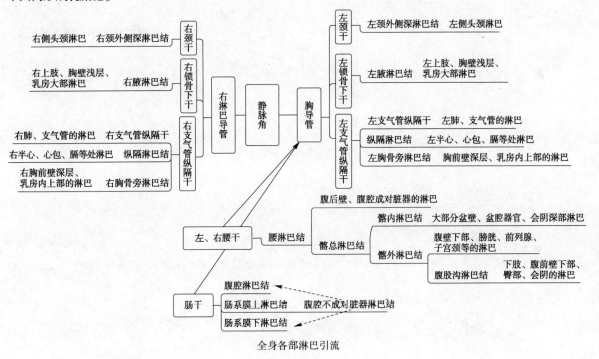

全身各部淋巴引流

临床病案分析

某女性患者,55 岁,因左侧乳房发现一肿块 2 个月而就诊。自述 2 个月前无意中发现左侧乳房有一小肿块,无疼痛,故没有在意。近来发现肿块不断增大,乳房皮肤肿胀,急来就诊。

体检显示左侧乳房肿胀,皮肤出现橘皮样改变;触诊可触及约 3 cm × 5 cm 大小肿块,无压痛,质地较硬,表面不光滑,活动性差与周围组织分界不清;触诊发现左侧腋窝内数个淋巴结肿大,质地较硬,无触痛。临床诊断:乳腺癌。

思考:

1. 施行乳腺癌根治术时应同时切除哪些结构?
2. 乳腺癌的早期检查方法有哪些?

解析: 1. 切除患病的乳腺组织;清扫锁骨上淋巴结、腋淋巴结以及胸骨旁淋巴结、膈上淋巴结,清扫时注意不能损伤胸长和胸背神经。

2. (1) 触诊 包括:① 两手上举过头或自由垂下,观察两侧乳房形状是否平整对称,有无凹凸不平;乳头是否有糜烂、分泌物和皱缩。② 站立之后手臂抬起来,左手检查右边的乳腺,右手检查左边的乳腺。通常按照顺时针的方向检查,以乳房内侧与乳头为中心,触摸左侧乳房各部分,注意有无硬结、肿块、疼痛点,尤其注意上外侧部分,触摸时注意手要平面移动,不要将乳房捏起,以免造成假象。③ 检查要注意双侧腋窝和锁骨上窝,触摸有无肿大的淋巴结。

(2) 一旦发现不适,应结合 B 超检查、钼钯 X 线摄影检查、红外线、CT 及磁共振检查确诊。

(新疆医科大学　薛志琴)

感觉器

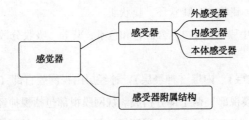

第十三章　视　器

第一节　眼　球

重点	眼球壁的结构。
难点	视网膜组成与眼的屈光装置。
考点	光波的传导与房水分泌及循环途径。

速览导引图

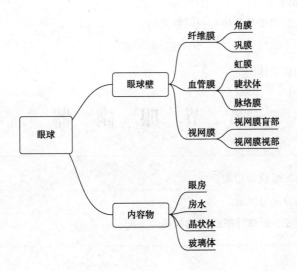

（一）眼球壁

1. 外膜（纤维膜）

（1）角膜(cornea)　占外膜的前 1/6，无色透明，无血管，神经末梢丰富，屈度较大，能屈光。

（2）巩膜(sclera)　占外膜的后 5/6，厚而坚韧，乳白色，不透明，巩膜静脉窦。

2. 中膜（血管膜）

（1）虹膜(iris)　圆盘形，瞳孔，虹膜角膜角，小梁网，瞳孔括约肌，瞳孔开大肌。

（2）睫状体(ciliary body)　睫状突，睫状环，睫状肌。

（3）脉络膜(choriod)　占中膜的后 2/3，含血管和色素，营养、吸收分散光线。

3. 内膜（视网膜retina）

分为两层：外层（色素上皮层）、内层（神经层）。神经层由视网膜盲部（视网膜虹膜部与视网膜睫状体部）和视网膜脉络膜部（视网膜视部）两个部分构成。视网膜视部包括视神经盘、黄斑和中央凹。

（1）视神经盘(optic disc)　节细胞的轴突在视网膜后部集结成束，并形成呈圆盘状隆起的结构。

（2）黄斑(macula lutea)　在视神经盘的颞侧约 3.5 mm 处，有一由密集的视锥细胞构成的黄色小区。

（3）中央凹(fovea centralis)　黄斑在活体呈褐色或红褐色，其中央的凹陷称中央凹，此区无血管，是感光最敏锐的区域。

视网膜主要由感光细胞（含视锥细胞与视杆细胞）、双极细胞和节细胞三层细胞构成。

（二）内容物

主要由眼房、房水、晶状体与玻璃体构成。

1. 眼房(chamber of eyeball)

位于角膜、晶状体和睫状体之间。

2. 房水(aqueous humor)

由睫状体产生。循环途径：睫状体产生 → 眼后房 → 瞳孔 → 眼前房 → 虹膜角膜角隙（前房角）→ 巩膜静脉窦 → 睫前静脉 → 眼静脉。其功能：营养角膜和晶状体；维持眼内压；折光。

3. 晶状体(lens)

其位于虹膜与玻璃体之间；呈双凸透镜，无色透明；由晶状体囊（由睫状小带系于睫状体）、晶状体皮质（屈光调节的主要部件）与晶状体核三部分构成。

4. 玻璃体(vitreous body)

无色透明的胶状物质，充填于晶状体与视网膜之间。

（三）折光装置

角膜、房水、晶状体和玻璃体。

第二节　眼　副　器

重点	眼副器的组成与功能。
难点	眼泪的分泌与流通。
考点	结膜病变、眼球外肌的运动与神经支配。

速览导引图

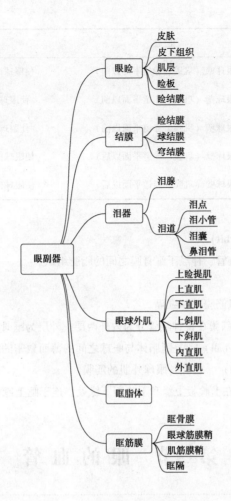

（一）**眼睑**

眼睑层次由外往内依次为：皮肤（薄）、皮下组织（疏松）、肌层（包括眼轮匝肌与上睑提肌）、睑板（睑板腺）、睑结膜五层。

（二）**结膜**

分为：睑结膜、球结膜与穹结膜三部。结膜囊是睑结膜、球结膜和角膜所围成的腔隙。睑结膜和球结膜相互移行处形成结膜穹，位于结膜上部为上穹、位于结膜下部的为下穹。

（三）**泪器**

由泪腺与泪道构成。泪腺：位于泪腺窝，分上泪腺和下泪腺两部分。泪道包括泪点、泪小管、泪囊、鼻泪管4部分。

泪液的起止：泪腺分泌泪液 → 结膜上穹 → 结膜囊 → 泪点 → 泪小管 →泪囊 → 鼻泪管 → 下鼻道。

（四）**眼球外肌**

眼球的运动方向判断标准：以前极的运动方向为标准。

眼球外肌的名称、起止、作用及神经支配如表13－1所示。

表13－1　眼球外肌的名称、起止、作用及神经支配

名称	起点	止点	作用	支配神经
上睑提肌	眶壁	上眼睑	上提上睑	动眼神经
上直肌	总腱环	眼球壁（巩膜、赤道平面以前）	使眼球向内上方转动	动眼神经

续表

名称	起点	止点	作用	支配神经
下直肌	总腱环	眼球壁（巩膜、赤道平面以前）	使眼球向内下方转动	动眼神经
内直肌	总腱环	眼球壁（巩膜、赤道平面以前）	使眼球向内侧转动	动眼神经
外直肌	总腱环	眼球壁（巩膜、赤道平面以前）	使眼球向外侧转动	展神经
上斜肌	总腱环	眼球壁（巩膜、赤道平面以后）	使眼球向外下方转动	滑车神经
下斜肌	眶下壁	眼球壁（巩膜、赤道平面以后）	使眼球向外上方转动	动眼神经

（五）眶脂体与眶筋膜

1. 眶脂体（adipose body of orbit）

是填充于眼球、眼球外肌、血管、神经于眶骨膜之间的脂肪组织。

2. 眶筋膜（orbital fascia）

包括眶骨膜、眼球筋膜鞘、肌筋膜鞘和眶隔。

（1）眶骨膜（periorbita）　硬脑膜在视神经管分为内外两层，外层为眶骨膜，内层为视神经鞘膜。

（2）眼球筋膜鞘（sheath of eyeball）　是眶脂体与眼球之间的薄而致密的纤维膜。

（3）眼球筋膜（muscular fascia）　包绕各眼球外肌的筋膜。

（4）眶隔（orbital septum）　在上睑板上缘和下睑板下缘处，连于眶上缘和眶下缘的薄层结缔组织，与眶骨膜相延续。

第三节　眼的血管

重点	眼的动脉与眼球内静脉。
难点	眼球内外静脉的交通。
考点	眼球内动、静脉。

速览导引图

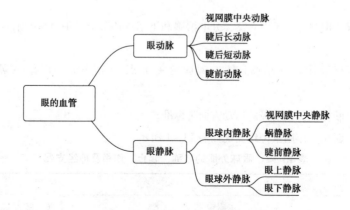

1. 眼的动脉

眼动脉（ophthalmic artery）：由颈内动脉穿出海绵窦后在前床突内侧发出，其行程分支分布于眼球、眼球外肌、泪腺和眼睑等。主要分支有视网膜中央动脉、睫后长、短动脉、睫前动脉。

2. 眼的静脉

分为眼球内（外）的静脉。眼球内静脉包括视网膜中央静脉、涡静脉与睫前静脉；眼球外静脉包括眼上静脉与眼下静脉。

视网膜中央静脉：收集视网膜回流的血液，与眼上静脉有交通；涡静脉：收集虹膜、睫状体与脉络膜回流的血液；睫前静脉：收集眼球前份和虹膜等处的血液，汇入眼上、下静脉。

临床病案分析

李某，男，45岁，是一名资深足球迷，近来接连熬夜看世界杯，今天早上起床时突然感觉剧烈眼胀、眼痛、畏光、流泪、头痛、视力锐减、眼球坚硬如石、结膜充血，伴有恶心、呕吐等全身症状。检查发现：眼压≥4 kPa（30 mmHg），房角镜检查发现房角处于关闭状态。

思考

1. 该患者可能患有什么眼病？

2. 尝试用解剖学知识来解释该患者出现这些病变的原因？

3. 房水的产生与循环途径？

解析

1. 急性眼高压诱发的急性闭角型青光眼。

2. 急性闭角型青光眼的发生，是由于眼内房角突然狭窄或关闭，导致房水循环的动态平衡受到了破坏，少数由于房水分泌过多，但多数还是房水流出发生了障碍，如前房角狭窄甚至关闭、小梁硬化等。房水不能及时排出，引起房水涨满，眼压急剧升高而造成的。眼压增高持续时间愈久，视功能损害愈严重。临床表现为突然发作的剧烈眼胀、眼痛、畏光、流泪、头痛、视力锐减、眼球坚硬如石、结膜充血，伴有恶心呕吐等全身症状。急性发作后可进入视神经持续损害的慢性期，直至视神经遭到严重破坏，视力降至无光感且无法挽回的绝对期。

3. 房水由睫状体产生。房水循环的途径为：睫状体产生→眼后房→瞳孔→眼前房→虹膜角膜角→虹膜角膜角隙→巩膜静脉窦→眼静脉→颈内静脉。

（中南大学 曾乐平）

第十四章 前庭蜗器

第一节 外 耳

重点	外耳的分部。
难点	外耳道的形态与结构。
考点	前庭蜗器的组成。

速览导引图

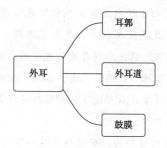

1. 耳郭（auricle）

收集声波。

2. 外耳道（external acoustic meatus）

呈"S"形弯曲，前内 → 后内上 → 前内下；外侧 1/3 为软骨部，内侧 2/3 为骨部。婴儿外耳道由于颞骨尚未分化，内外侧均为软骨，且短而直，鼓膜近于水平位。

3. 鼓膜（tympanic membrane）

位于外耳道与鼓室之间，椭圆形，向前、下、外倾斜；分为松弛部（鼓膜上 1/4）与紧张部（鼓膜下 3/4，鼓膜脐与光锥）。

第二节 中 耳

重点	中耳的分部。
难点	鼓室内的结构。
考点	鼓室壁与咽鼓管。

速览导引图

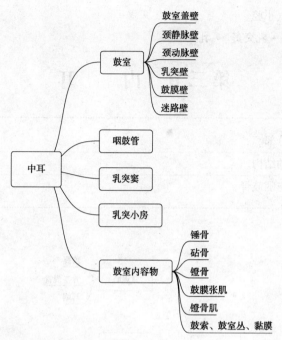

由鼓室、咽鼓管、乳突窦和乳突小房组成。

（一）鼓室

1. 位置

颞骨岩部内含气的小腔。

2. 六个壁

（1）**上壁** 鼓室盖壁。

（2）**下壁** 颈静脉壁。

（3）**前壁** 颈动脉壁，有咽鼓管半管和鼓膜张肌半管。

（4）**后壁** 即乳突壁（乳突窦入口→乳突窦→乳突小房，锥隆起：内藏镫骨肌）。

（5）**外侧壁** 鼓膜壁。

（6）**内侧壁** 迷路壁（包括：岬、前庭窗、蜗窗、第二鼓膜、面神经管凸、外半规管凸）。

（二）鼓室内容物

1. 听小骨

锤骨、砧骨、镫骨——听小骨链。

2. 运动听小骨的肌

鼓膜张肌、镫骨肌。

（三）咽鼓管

咽鼓管：连通鼓室和鼻咽的通道，咽鼓管咽口的上、后与外部与鼓室前壁相接。分为骨部（外侧1/3）与软骨部（内侧2/3），两部的交界区管腔最窄为咽鼓管峡。小儿咽鼓管的特点：粗、短、直。

（四）乳突窦和乳突小房

1. 乳突窦（mastoid antrum）

位于鼓室上隐窝的后方，为乳突小房中最大的一个。

2. 乳突小房(mastoid cells)

为颞骨乳突内的许多含气小腔。

骨膜炎入侵途径：鼓室 → 乳突窦 → 乳突小房。

第三节 内 耳

重点	中耳的分部。
难点	鼓室内的结构。
考点	鼓室壁与咽鼓管。

速览导引图

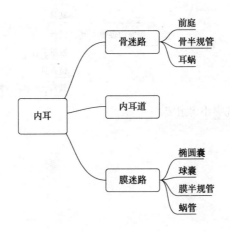

（一）**概述**

1. 位置

颞骨岩部内，鼓室内侧壁与内耳道底之间。

2. 内耳

由骨迷路(bony labyrinth) **与膜迷路**(membranous labyrinth) 组成。骨迷路包括耳蜗、前庭与骨半规管三部分；膜迷路包括蜗管、膜半规管、球囊和椭圆囊四部分。骨迷路与膜迷路之间含外淋巴，膜迷路内含内淋巴。

（二）**骨迷路**

1. 前庭(vestibule)

位于骨迷路的中部，近似呈椭圆形的腔隙。可分为 4 个壁。

（1）前壁 一孔→耳蜗前庭阶。

（2）后壁 五孔→骨半规管。

（3）外侧壁 前庭窗、蜗窗、第二鼓膜。

（4）内侧壁 **前庭嵴**、椭圆囊隐窝、球囊隐窝、前庭水管内口。

2. 骨半规管(bony semicircular canals)

位于前庭的后方，为 3 个呈"C"形互相垂直的骨管，即前骨半规管、后骨半规管和外骨半规管；均含两个骨脚：单骨脚与壶腹骨脚，两个单骨脚合成一个总骨脚。

3. 耳蜗(cochlea)

位于前庭的前方，蜗螺旋管环绕蜗轴盘曲两圈半形成。蜗轴含骨螺旋板、螺旋板钩、蜗孔；蜗螺旋管含前庭阶、蜗管与鼓阶三部，其绕蜗轴转两圈半。

（三）膜迷路

1. 椭圆囊和球囊：

椭圆囊斑、球囊斑——感受头部静止的位置及直线变速运动。

2. 膜半规管

壶腹嵴——感受头部旋转变速运动。

3. 蜗管

上壁：蜗管前庭壁（前庭膜）
外侧壁：骨膜（血管纹）
下壁：蜗管鼓壁（基底膜）— 螺旋器(听觉感受器)

（四）内耳道和内耳道底

内耳门→内耳道→内耳道底

通过结构：面神经与前庭蜗神经。

（五）声音的传导

1. 空气传导

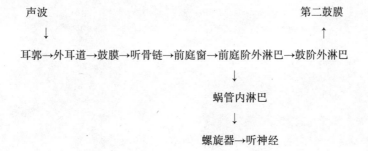

2. 骨传导

声波→颅骨→外淋巴→内淋巴→螺旋器→听神经。

临床病案分析

患者王某，9岁，男，最近发现听力减退及耳鸣，外耳道中有液体流出。检查发现鼓膜松弛部或全鼓膜内陷，耳内有大量黏脓或纯脓性液体，诊断为慢性化脓性中耳炎。

思考：

1. 该患者的病变可能结构是什么？

2. 尝试用解剖学知识来解释该患者出现这些病变的原因？

3. 声波传导途径。

解析： 1. 患者病变的可能结构是中耳黏膜、鼓膜、骨膜或深达骨质的慢性化脓性炎症。

2. 病变原因可能有以下4类。

（1）咽鼓管途径感染　如感冒后咽部、鼻部的炎症向咽鼓管蔓延，咽鼓管咽口及管腔黏膜出现充血、肿胀，纤毛运动发生障碍，引起中耳炎。游泳时，水通过咽鼓管引发中耳炎。

（2）急性炎症迁延不愈　急性化脓性中耳炎未获得彻底的治疗或细菌毒力强，患者的抵抗力低，病变迁延至慢性，此为常见原因。

（3）病变严重、深达骨质　急性坏死性中耳炎，病变深达骨膜及骨质，组织破坏严重。

（4）邻近器官病变　鼻部或咽部的慢性病变，如腺样体肥大、慢性扁桃体炎、慢性鼻窦炎等反复发作导致中耳炎症的反复发作。

（5）机体抵抗力下降，免疫能力低下　急性传染病，合并有慢性病或营养不良及贫血等，如猩红热、麻疹、肺结核等，特别是婴幼儿，造成机体抵抗力下降，免疫能力低下，使急性中耳炎易演变为慢性。

（6）其他因素　外伤所致的鼓膜穿孔；长时间用耳机听摇滚类的大分贝的音乐与吸烟等。吸烟包括吸二手烟，也会引起中耳炎。吸烟可引起全身性的动脉硬化，尤其是香烟中的尼古丁进入血液，使小血管痉挛，血液黏度增加，给内耳供应血液的微动脉发生硬化，造成内耳供血不足，严重影响听力。

3. 声波振动→耳郭→外耳道→鼓膜振动→中耳的听骨链（锤骨→砧骨→镫骨）振动→前庭窗→内耳前庭阶的外淋巴液振动→前庭膜振动→蜗管的内淋巴液振动→基底膜上的螺旋器感知并转化为神经冲动→蜗神经→听觉传导路→听觉中枢。

（中南大学　曾乐平）

神经系统

第十五章　神经系统总论

速览导引图

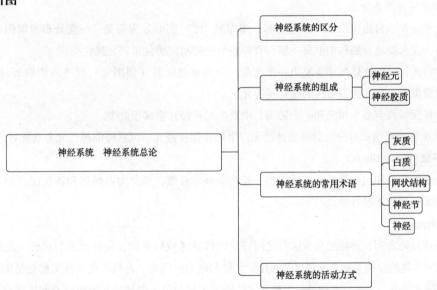

神经系统由脑和脊髓以及连于脑和脊髓并分布于全身各处的周围神经组成，在神经系统的调控下，人体不同细胞、组织、器官和系统间的活动成为有机的整体，以适应内外环境变化、维持机体内环境的稳定与平衡及自身和种系的生存和发展，保证生命活动的正常进行。

一、神经系统的区分

神经系统可区分为中枢神经系统和周围神经系统两部分。中枢神经系统包括位于颅腔内的脑和椎管内的脊髓。周围神经系统指与脑和脊髓相连的神经，根据与中枢相连的部位分为与脑相连的 12 对脑神经和与脊髓相连的 31 对脊神经；根据分布对象的不同，又可以分为分布于体表、骨、关节和骨骼肌的躯体神经及分布于内脏、心血管、平滑肌和腺体的内脏神经。

二、神经系统的组成

（一）神经元

即神经细胞，是神经系统结构和功能的基本单位，具有接受刺激和传导神经冲动的功能。

1. 神经元的构造

（1）胞体（cell body） 是神经元的代谢中心，突起分为树突和轴突。

（2）树突（dendrite） 是接受来自其他神经元或感受器传入信息的装置，在不同的神经元类型其数量与配布方式不同，成分与胞体类似。

（3）轴突（axon） 是神经元的主要传导装置，通常仅一条，常有侧支，不同类型的神经元长短粗细不一。

2. 神经元的分类

（1）根据功能与神经信息传导方向分类

①感觉神经元：将内外环境的各种刺激传向中枢，又称传入神经元。

②运动神经元：将中枢部的冲动传向周围部，又称传出神经元。

③联络神经元：也称中间神经元，在中枢部位于感觉神经元与运动神经元之间，数量最多，主要作用为对信息的储存、整合和分析等。中间神经元根据轴突的长短又可分为两类，一类是高尔基Ⅰ型细胞，轴突较长，将神经冲动从中枢的某一部位传向另一部位；另一类是高尔基Ⅱ型细胞，轴突较短，仅在局限的小范围内传递信息。

（2）根据神经元形态分类

①假单极神经元：自胞体发出一个短突起，随即呈"T"字形分为两支，一支分布至周围组织的感受器称周围突，另一支入脑或脊髓称中枢突。脑、脊神经节中的初级感觉神经元属此类。

②双极神经元：自细胞体两端各发出一个突起，分别至感受器（周围突）或进入中枢部（中枢突），如视网膜内的双极细胞，前庭神经节内的感觉神经元。

③多极神经元：具有多个树突和一个轴突，中枢内的神经元多属于此类。

（3）根据所含神经递质可分为胆碱能神经元、生物胺能神经元、氨基酸能神经元和肽能神经元等。

3. 神经纤维（nerve fibers）

神经元较长的突起和包被其外的胶质细胞一起构成神经纤维，可分为由髓鞘和神经膜共同包绕的有髓纤维和仅由神经膜包裹的无髓纤维。

4. 突触（synapse）

神经元与神经元之间、神经元与效应器之间特化的接触区域称突触，是神经元与神经元之间、神经元与效应器之间信号传递的结构基础。突触可分为化学突触和电突触两类。典型的化学性突触包括突触前部、突触间隙和突触后部3部分。大多数突触是一个神经元的轴突末梢与另一个神经元的树突或胞体接触，称为轴-树或轴-体突触。

（二）神经胶质

又称神经胶质细胞，是中枢神经系统的间质或支持细胞，其数量为神经元的10～50倍，神经胶质不能传导神经冲动，但对神经元具有支持、保护、绝缘和营养作用，还参与免疫调节、信息传递和神经系统环境离子浓度的维持等。神经胶质细胞可分为大胶质细胞和小胶质细胞两大类。

1. 大胶质细胞

主要包括星形胶质细胞、少突胶质细胞、室管膜细胞和施万细胞等。星型胶质细胞数量最多，功能也最复杂，可分为原浆性星形胶质细胞（分布于灰质）和纤维性星形胶质细胞（分布于白质）；施万细胞形成周围神经的神经膜或髓鞘；少突胶质细胞形成中枢神经系统中神经纤维的髓鞘；室管膜细胞衬附于脑室的腔面和脊髓中央管的内面，帮助神经组织与脑室腔内的液体之间进行物质交换。

2. 小胶质细胞

是神经系统的巨噬细胞，参与炎症反应并具有活跃的吞噬作用。

三、神经系统的常用术语

1. 灰质(gray matter)

在中枢神经系统内，神经元的胞体和树突聚集的部位。其中分布于端脑、小脑表面的灰质称皮质(cortex)，形态和功能相似的神经元胞体聚集成团或柱称神经核。

2. 白质(white matter)

在中枢神经系统内，神经纤维聚集的部位。位于端脑、小脑深部的白质称髓质(medulla)，起止、行程和功能相同的神经纤维聚集成束称纤维束。

3. 网状结构(reticular formation)

在中枢神经系统内，某些部位神经纤维交织成网状，其间散布有大小不一的神经元胞体，称为网状结构，如脑干网状结构。

4. 神经节(ganglion)

在周围神经系统内，神经元胞体聚集的部位称神经节。

5. 神经(nerve)

在周围神经系统内，神经纤维聚集成束称神经。

四、神经系统的活动方式

神经系统活动的基本方式是反射。反射是神经系统通过与其相连的各种感受器，接受内、外环境变化的各种刺激，然后作出反应的过程。反射的结构基础是反射弧(reflex arc)，包括感受器、传入神经、神经中枢、传出神经和效应器。

第十六章　周围神经系统

第一节　脊　神　经

重点	脊神经的纤维成分及分支；颈丛、臂丛、腰丛和骶丛的位置、组成、分支、分布；胸神经前支在胸腹壁皮肤的阶段性分布。
难点	颈丛、臂丛、腰丛和骶丛及分支损伤的症状。
考点	颈丛皮支、膈神经、正中神经、尺神经、桡神经、肌皮神经、腋神经、股神经、闭孔神经和坐骨神经的起源、走行特点、分支分布及损伤后的症状。

速览导引图

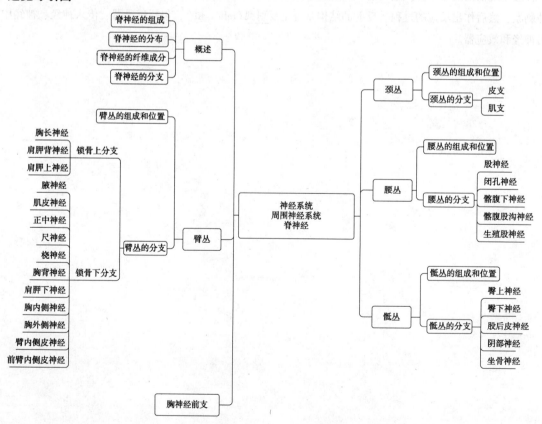

一、概述

脊神经（spinal nerves）与脊髓相连，共31对，每对脊神经连于一个脊髓节段。

1. 脊神经的组成

脊神经由前根（运动性）和后根（感觉性，由脊神经节假单极神经元中枢突形成）在椎间孔处合成。

2. 脊神经的分部

（1）颈神经：8对。

（2）胸神经：12对。

（3）腰神经：5对。

（4）骶神经：5对。

（5）尾神经：1对。

第1~7颈神经经同序数椎骨上方的椎间孔穿出椎管；第8颈神经第7颈椎下方的椎间孔穿出；全部胸、腰神经均经过同序数椎骨下方的椎间孔穿出；第1~4骶神经自同序数骶前、后孔穿出；第5骶神经、尾神经从骶管裂孔穿出。

3. 脊神经的纤维成分

（1）躯体感觉纤维 分布于皮肤、骨骼肌、肌腱和关节。

（2）躯体运动纤维 支配骨骼肌的随意运动。

（3）内脏感觉纤维 分布于内脏、心血管和腺体。

（4）内脏运动纤维 支配心肌、平滑肌的运动和腺体的分泌。

4. 脊神经的分支

（1）前支 粗大，为混合性，分布于躯干前外侧和四肢，除胸神经外，先交织成丛（颈丛、臂丛、腰丛、骶丛），由丛再分支分布于相应的效应器。

（2）后支 较细，为混合性，分布于项、背、腰、骶、臀部的肌肉和皮肤。

（3）交通支 连于脊神经与交感干之间，可分为白交通支（从脊神经走向交感干，有髓纤维）和灰交通支（从交感干返回脊神经，无髓纤维）。

（4）脊膜支 经椎间孔返回椎管，分布于脊髓被膜、血管壁、骨膜、韧带和椎间盘等处。

二、颈丛

颈丛由第1~4颈神经前支交织形成，位于胸锁乳突肌上部深面，中斜角肌和肩胛提肌起端的前方。颈丛皮支自胸锁乳突肌后缘中点处附近浅出后，散开走行至分布区；膈神经是颈丛的重要分支，包含运动纤维成分和感觉纤维成分；颈丛尚发出肌支支配颈部深层肌、肩胛提肌、舌骨下肌群。颈丛主要分支的组成、行程及支配范围见表16-1。

表16-1 颈丛主要分支的组成、行程及支配范围

分支	组成	行程	支配范围
枕小神经（lesser occipital nerve）	C_2	沿胸锁乳突肌后缘上行	分布于枕及耳后部皮肤
耳大神经（great auricular nerve）	$C_2 \sim C_3$	沿胸锁乳突肌表面上行	分布于耳郭及附近皮肤
颈横神经（transverse nerve of neck）	$C_2 \sim C_3$	横过胸锁乳突肌走行	分布于颈部皮肤
锁骨上神经（supraclavicular nerves）	$C_3 \sim C_4$	2~4支，呈辐射状向下走行	分布于颈侧区、胸上部和肩部的皮肤

分支	组成	行程	支配范围
膈神经 （phrenic nerve）	$C_3 \sim C_5$	由颈丛发出后走行于前斜角肌前面，于锁骨下动、静脉之间经胸廓上口入胸腔，经肺根前方、纵隔胸膜和心包之间达膈	运动纤维支配膈肌；感觉纤维分布于胸膜、心包及膈下面的部分腹膜，右膈神经尚分布于肝、胆囊和肝外胆管的浆膜。膈神经损伤主要表现为同侧半膈肌瘫痪，腹式呼吸减弱或消失，严重可有窒息感；膈神经受刺激时可产生呃逆；胆囊的炎症可刺激膈下腹膜和右膈神经末梢，致患者肩部牵涉性疼痛

三、臂丛

（一）臂丛的组成和位置

臂丛由第 5~8 颈神经前支和第 1 胸神经前支的大部分纤维组成。先经斜角肌间隙向外侧穿出，继而在锁骨中 1/3 后方行向外下进入腋窝。进入腋窝前，臂丛位于锁骨下动脉的后上方，因此锁骨中点后方是臂丛麻醉的注射点。组成臂丛的 5 条脊神经前支纤维编织成上、中、下 3 干，每干又形成前、后 2 股，最终由上、中干的前股合成外侧束、下干前股独成内侧束，3 干的后股会合成后束。在腋鞘内，3 束分别从外侧、内侧和后方包绕腋动脉。

（二）臂丛的分支

1. 锁骨上分支

(1) 胸长神经（long thoracic nerve）（$C_5 \sim C_7$）：起自相应神经根，于臂丛后方进入腋窝，继沿胸侧壁前锯肌表面伴随胸外侧动脉下行，支配前锯肌运动。此神经的损伤可导致前锯肌瘫痪，出现"翼状肩"体征。

(2) 肩胛背神经（dorsal scapular nerve）（C_4，C_5）：自相应脊神经根发出后，穿中斜角肌向后越过肩胛提肌，在肩胛骨和脊柱之间伴肩胛背动脉下行，支配菱形肌和肩胛提肌。

(3) 肩胛上神经（suprascapular nerve）（C_5，C_6）：起自臂丛上干，向后经肩胛上切迹进入冈上窝，继而伴肩胛上动脉绕肩胛冈外侧缘转入冈下窝，分布于冈上肌、冈下肌和肩关节。该神经在肩胛上切迹处易损伤，表现为肩关节外展外旋无力或受限以及肩关节疼痛等。

2. 锁骨下分支

锁骨下分支发自臂丛的 3 个束，多为行程较长的分支，分支包括肌支与皮支，分布于肩部、胸部、臂部、前臂部和手部的肌、关节及皮肤。

(1) 腋神经（axillary nerve；C_5，C_6）　从臂丛后束发出，与旋肱后血管伴行穿四边孔，绕肱骨外科颈至三角肌深面，发肌支支配三角肌和小圆肌。皮支自三角肌后缘穿出，分布于肩部和臂外侧区上部的皮肤，称为臂外侧上皮神经。肱骨外科颈骨折、肩关节脱位和使用腋杖不当所致的重压，可造成腋神经的损伤，导致三角肌瘫痪，表现为臂不能外展以及肩部和臂外上部皮肤感觉障碍。由于三角肌萎缩，肩部失去圆隆的外形，呈"方肩"畸形。

(2) 肌皮神经（musculocutaneous nerve；$C_5 \sim C_7$）　自臂丛外侧束发出，向外侧斜穿喙肱肌，在肱二头肌与肱肌之间下行，发支分布于该 3 肌。终支在肘关节稍下方，从肱二头肌下端外侧穿出深筋膜，分布于前臂外侧份的皮肤，称为前臂外侧皮神经。

(3) 胸背神经（thoracodorsal nerve；$C_6 \sim C_8$）　自臂丛后束，沿肩胛骨外侧缘伴肩胛下血管下行，分支分布于背阔肌。乳腺癌根治术过程中清除淋巴结时，应注意勿伤及此神经。

(4) 肩胛下神经(subscapular nerve；$C_5 \sim C_7$)　发自臂丛的后束，常分为上支和下支，分别进入肩胛下肌和大圆肌，支配该二肌的运动。

(5) 胸内侧神经(medial pectoral nerve；C_8，T_1)　发自臂丛内侧束，穿过腋动脉和腋静脉之间弯曲前行，后与胸外侧神经的一支汇合，从深面进入并支配胸小肌，尚有部分纤维穿出该肌或绕其下缘分布于胸大肌。

(6) 胸外侧神经(lateral pectoral nerve；$C_5 \sim C_7$)　起自臂丛外侧束，跨过腋动、静脉的前方，穿过锁胸筋膜后行于胸大肌深面，并分布至该肌。此神经在走行过程中，尚发出一支与胸内侧神经的分支汇合，分布于胸小肌。

(7) 臂内侧皮神经(medial brachial cutaneous nerve；C_8，T_1)　从臂丛内侧束发出后，在腋静脉内侧下行，继而沿肱动脉和贵要静脉内侧下行至臂中份附近浅出，分布于臂内侧和臂前面的皮肤。该神经支在腋窝内常与肋间臂神经之间有交通。

(8) 前臂内侧皮神经(medial antebrachial cutaneous nerve；C_8，T_1)　发自臂丛内侧束，初行于腋动、静脉之间，继而沿肱动脉内侧下行，至臂中份浅出后与贵要静脉伴行，终末支可远至腕部。该神经在前臂分为前、后两支，分布于前臂内侧份的前面和后面的皮肤。

(9) 正中神经(median nerve；$C_6 \sim T_1$)

行程：由臂丛内侧束和外侧束的内侧根和外侧根汇合而成，在臂部沿肱二头肌内侧沟下行至肘窝，向下穿旋前圆肌和指浅屈肌腱弓后在前臂正中下行，于指浅、深屈肌之间到达腕管，最后在掌腱膜深面分布至手掌。

分支及支配范围：在臂部一般没有分支。

在肘部及前臂发出许多肌支，支配除肱桡肌、尺侧腕屈肌和指深屈肌尺侧半以外的所有前臂屈肌和旋前肌。

在手部发出返支，支配除拇收肌以外的鱼际肌群。发出数条指掌侧总神经，每一条指掌侧总神经下行至掌骨头附近又分为两支指掌侧固有神经沿手指的相对缘行至指尖，支配第1、2蚓状肌；感觉纤维则分布于桡侧半手掌、桡侧3个手指掌面皮肤及其中节和远节指背皮肤。

损伤及症状：正中神经在臂部的损伤可累及全部分支，表现为前臂不能旋前，屈腕无力，拇、示指不能屈曲，拇指不能对掌，鱼际肌萎缩，手掌变平呈"猿掌"畸形。感觉表现为桡侧3个手指掌面皮肤及桡侧半手掌出现感觉异常。

(10) 尺神经(ulnar nerve；C_8，T_1)

行程：自臂丛内侧束发出，于腋动、静脉之间穿出腋窝，在肱二头肌内侧沟伴行于肱动脉内侧至臂中份后穿内侧肌间隔至臂后区并下行至肱骨内上髁后方的尺神经沟。由后向前穿过尺侧腕屈肌的起点，行至前臂前内侧，桡腕关节上方尺神经发出手背支后，主干在豌豆骨桡侧，屈肌支持带浅面分为浅支和深支，进入手掌。

分支及支配范围：

在臂部不发任何分支。

在前臂上部发肌支支配尺侧腕屈肌和指深屈肌尺侧半。从桡腕关节上方发出手背支，分支分布于手背尺侧半和小指、环指及中指尺侧半背面皮肤。

在手掌发浅支分布于小鱼际表面的皮肤、小指掌面皮肤和环指尺侧半掌面皮肤。发深支分布于小鱼际肌、拇收肌、骨间掌侧肌、骨间背侧肌及第3、4蚓状肌。

损伤及症状：

尺神经易于肱骨内上髁后方、尺侧腕屈肌起点处损伤，表现为屈腕力减弱，环指和小指远节指关节不能屈曲，小鱼际肌和骨间肌萎缩，拇指不能内收，各指不能相互靠拢。小指和环指掌指关节过伸，出现"爪形手"畸形。感觉障碍则表现为手掌和手背内侧缘皮肤感觉丧失。尺神经还易在豌豆骨处受损，由于手的感觉支早已发出，所以手的皮肤感觉不受影响，主要表现为骨间肌的运动障碍。

（11）桡神经（radial nerve；$C_5 \sim T_1$）

行程：自臂丛后束发出，行于腋动脉的后方，向后经桡神经沟绕肱骨中段下行，在肱骨外上髁前方分为浅支和深支两终末支。

分支及支配范围：

桡神经浅支为皮支，分布于手背桡侧半皮肤和桡侧三个半手指近节背面的皮肤。

桡神经深支主要为肌支，分布于前臂伸肌群、桡尺远侧关节、腕关节和掌骨间关节。

桡神经的臂部分支，其中肌支主要分布于肱三头肌、肘肌、肱桡肌和桡侧腕长伸肌；关节支分布于肘关节；皮支有：臂后皮神经在腋窝发出后分布于臂后区的皮肤；臂外侧下皮神经在三角肌止点远侧浅出，分布于臂下外侧部的皮肤；前臂后皮神经自臂中份外侧浅出下行至前臂后面，后达腕部，沿途分支分布于前臂后面皮肤。

损伤及症状：桡神经在肱骨中段和桡骨颈处骨折时最易发生损伤。在臂中段的后方，桡神经紧贴肱骨的桡神经沟走行，因此肱骨中段或中、下 1/3 交界处骨折容易合并桡神经的损伤，导致前臂伸肌群的瘫痪，呈"垂腕"状，同时第 1、2 掌骨间背面皮肤感觉障碍。桡骨颈骨折时，可损伤桡神经深支，出现伸腕无力、不能伸指等症状。

四、胸神经前支

胸神经前支共 12 对，保留原始的节段分布（除外第 1 对胸神经前支分支参与臂丛组成、第 12 对胸神经分支参与组成腰丛）。第 1～11 对胸神经走行于同名肋间隙，为肋间神经（intercostal nerves）；第 12 对胸神经部分前支走行于第 12 肋下方，为肋下神经（subcostal nerve）。肋间神经位于肋骨下缘肋沟中，行经肋间内、外肌之间，沿途分支支配肋间肌、上后锯肌及肋胸膜。下 5 对肋间、肋下神经向前下行，越过肋弓后面，走在腹横肌和腹内斜肌之间，达腹直肌鞘外侧缘，穿鞘经腹直肌后面，折而向前，穿腹直肌前鞘终为前皮支。下 5 对神经沿途分支支配腹前外侧肌群。

肋间、肋下神经皮支有：

（1）外侧皮支，沿腋前线附近浅出，分布于胸腹外侧壁皮肤（第 2 肋间神经的外侧皮支又称为肋间臂神经，该神经横行通过腋窝到达臂内侧部与臂内侧皮神经交通，分布于臂上部内侧皮肤）。

（2）前皮支，沿胸骨外侧缘及腹白线两侧浅出，分布于胸、腹前壁皮肤。

每一对胸神经前支皮支在躯干的分布区也呈节段性，临床工作中，可以根据躯体皮肤感觉障碍的发生区域来印证脊髓病灶的定位或协助确定麻醉水平。

T_2 相当于胸骨角平面。

T_4 相当于男性乳头平面。

T_6 相当于剑突平面。

T_8 相当于两侧肋弓中点连线的平面。

T_{10} 相当于脐平面。

T_{12} 相当于脐与耻骨联合连线中点的平面。

五、腰丛

腰丛由第 12 胸神经前支的一部分、第 1～3 腰神经前支及第 4 腰神经前支的一部分组成。腰丛位于腰大肌深面，分支自腰大肌穿出。腰丛主要分支的组成、行程、支配范围及损伤后症状如表 16－2。

表 16−2　腰丛主要分支的组成、行程及支配范围

分支	组成	行程	支配范围
股神经	$L_2 \sim L_4$	自腰大肌外侧缘发出，经腰大肌与髂肌之间下行，在腹股沟韧带中点稍外侧从深面该韧带进入股三角区	肌支主要分布于髂肌、耻骨肌、股四头肌和缝匠肌。皮支分布于大腿和膝关节前面的皮肤区，隐神经分布于小腿内侧面及足内侧缘的皮肤。股神经损伤导致屈髋无力，坐位时不能伸膝，行走困难，膝跳反射消失；大腿前面和小腿内侧面皮肤感觉障碍
闭孔神经	$L_2 \sim L_4$	自腰大肌内侧缘穿出，紧贴盆壁内面前行，穿闭膜管出盆腔，至大腿内侧	肌支主要支配大腿内侧肌群 皮支主要分布于大腿内侧面皮肤
髂腹下神经	T_{12}，L_1	自腰大肌外侧缘穿出后，在腹股沟管浅环上方约 3cm 处穿腹外斜肌腱膜达皮下	肌支沿行程分布于腹壁诸肌。皮支分布于臀外侧区、腹股沟区及下腹部的皮肤
髂腹股沟神经	L_1	与髂腹下神经共干发出，入腹股沟管，与精索（子宫圆韧带）伴行，从腹股沟管浅环穿出	肌支沿行程分布于附近的腹壁肌 皮支则分布于腹股沟部、阴囊或大阴唇的皮肤
股外侧皮神经	$L_2 \sim L_3$	从腰大肌外侧缘穿出后，横过髂肌表面，在腹股沟韧带深面越过该韧带，在髂前上棘下方约 5~6cm 处浅出	分布于大腿前外侧部的皮肤
生殖股神经	$L_1 \sim L_2$	自腰大肌前面穿出，在腹股沟韧带上方分为生殖支和股支。生殖支于腹股沟管深环处进入该管；股支则穿过股鞘和阔筋膜分布于股三角区的皮肤	生殖支分布于提睾肌和阴囊（大阴唇） 股支分布于股三角区的皮肤 在腹股沟疝修补术时，应注意勿伤及腹股沟管内的髂腹股沟神经和生殖股神经的生殖支

六、骶丛

骶丛位于盆腔内，骶骨和梨状肌的前面，髂血管的后方。骶丛由腰骶干（由第 4 腰神经前支的部分纤维和第 5 腰神经前支组成）和所有骶、尾神经前支组成。骶丛主要分支的组成、行程及支配范围如表 16−3 所示。

表 16−3　骶丛主要分支的组成、行程及支配范围

分支	组成	行程	支配范围
臀上神经	$L_4 \sim L_5$，S_1	由骶丛发出后，伴臀上血管经梨状肌上孔出盆腔至臀部，行于臀中、小肌之间	分布于臀中肌、臀小肌和阔筋膜张肌

续表

分支	组成	行程	支配范围
臀下神经	L_5，$S_1 \sim S_2$	离开骶丛后，伴随臀下血管经梨状肌下孔出盆腔至臀部，行于臀大肌深面	臀大肌
股后皮神经	$S_1 \sim S_3$	自骶丛发出后，与臀下神经相伴穿经梨状肌下孔出盆腔，在臀大肌下缘浅出至股后区皮肤	分布于臀区、股后区和腘窝的皮肤
阴部神经	$S_2 \sim S_4$	从骶丛发出后伴随阴部内血管穿出梨状肌下孔至臀部，随即绕坐骨棘经坐骨小孔进入会阴部的坐骨肛门窝	分布于会阴、外生殖器、肛门的骨骼肌和皮肤
坐骨神经	$L_4 \sim L_5$，$S_1 \sim S_3$	坐骨神经从骶丛发出后，经梨状肌下孔出盆腔至臀大肌深面，在坐骨结节与大转子连线的中点下行到达股后区，在股二头肌长头的深面行至腘窝上方分为胫神经和腓总神经两大终支	坐骨神经在股后区，发支支配股二头肌、半腱肌和半膜肌；坐骨神经也有分支至髋关节。胫神经支配小腿后群诸肌、足底肌，同时管理小腿后面、足底的皮肤。腓总神经支配小腿前、外侧群肌，足背肌；管理小腿前外侧、足背肌足趾背面的皮肤
		胫神经为坐骨神经本干的延续，在股后区下份沿中线下行进入腘窝，与腘血管伴行至小腿后区的比目鱼肌深面下行，至内踝后方分足底内侧神经和足底外侧神经两终支进入足底区	胫神经损伤致小腿后群肌无力，足不能跖屈，不能内翻，呈"钩状足"或"仰趾足"畸形；小腿后面和足底皮肤感觉异常。腓总神经损伤表现为足不能背屈，趾不能伸，足下垂且内翻，呈"马蹄内翻足"畸形，行走时呈"跨阈步态"；小腿前外侧、足背、足趾皮肤感觉异常
		腓总神经沿股二头肌肌腱内侧向外下走行，绕腓骨颈外侧向前穿过腓骨长肌，分为腓浅神经和腓深神经两大终末支	

临床病案分析

41 岁女性患者，以"右手麻木 3 个月"为主诉就诊。患者右腕疼痛 3 月余，手指僵硬不适，活动不灵，逐渐出现钝痛，手持工具时加重。右手指麻木，桡侧三个半指为主，无夜间麻醒。检查发现，右手大鱼际萎缩，对掌受限，腕部 tinel 征阳性，向拇指放射。

思考：

1. 腕部有哪些神经走行？

2. 患者症状主要累及那根神经？该神经的感觉、运动支配范围是怎样的？

解析：

1. 腕部走行的神经主要是臂丛的 3 支支配手的运动和感觉的分支：正中神经、尺神经、桡神经。

2. 根据患者出现的感觉障碍主要在桡侧三个半指，腕部 tinel 征（为叩击神经损伤或神经损害的部位或其远侧，而出现其支配皮区的放电样麻痛感或蚁走感，代表神经再生的水平或神经损害的部位）阳性并向拇指放射，结合患者大鱼际肌萎缩、对掌受限、手指活动不灵等，感觉与运动的损伤都出现在正中神经支配范围内，故考虑主要累及正中神经。正中神经的支配范围：支配除肱桡肌、尺侧腕屈肌和指深屈肌尺侧半以外的所有前臂屈肌和旋前肌，拇收肌以外的鱼际肌群及支配第1、2蚓状肌的运动；感觉纤维分布于桡侧半手掌、桡侧3个手指掌面皮肤及其中节和远节指背皮肤。

（中南大学　陈　旦）

第二节　脑　神　经

重点	脑神经的名称、顺序、纤维成分、分支分布及损伤后表现。
难点	动眼神经、面神经、迷走神经损伤后的临床体征。
考点	脑神经的名称、顺序、纤维成分、分支分布及损伤后的症状。

速览导引图

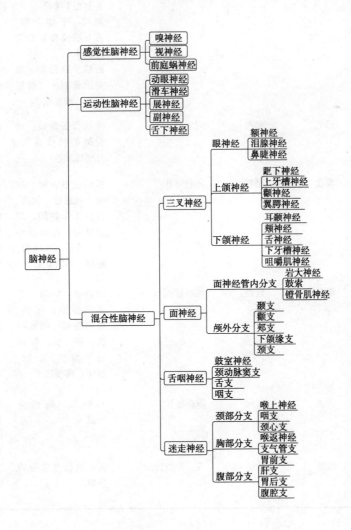

脑神经(cranial nerve)是指与脑相连的周围神经，共12对，其中除第1对嗅神经连于端脑，第2对视神经与间脑相连外，其余10对脑神经均与脑干相连。根据脑神经连脑部位的不同，从上而下按排列顺序以罗马数字表示（表16-4）。

表16-4 脑神经的名称、性质、连脑部位、进入颅腔的部位、分布及功能

顺序及名称	性质	连脑部位	进出颅腔的部位	分布	损伤症状
Ⅰ嗅神经	感觉	端脑	筛孔	鼻腔嗅黏膜	嗅觉障碍
Ⅱ视神经	感觉	间脑	视神经管	视网膜	视觉障碍
Ⅲ动眼神经	运动	中脑	眶上裂	支配上、下、内直肌，下斜肌，上睑提肌、瞳孔括约肌、睫状肌	外斜视、上睑下垂、对光及调节反射消失
Ⅳ滑车神经	运动	中脑	眶上裂	上斜肌	不能外下斜视
Ⅴ三叉神经	混合	脑桥	眼神经穿眶上裂上颌神经穿圆孔下颌神经穿卵圆孔	头面部皮肤、口腔、鼻腔黏膜、牙及牙龈、眼球、硬脑膜	分布区感觉障碍咀嚼肌瘫痪
Ⅵ展神经	运动	脑桥	眶上裂	外直肌	内斜视
Ⅶ面神经	**混合**	脑桥	内耳门→茎乳孔	耳部皮肤舌前2/3味蕾泪腺、下颌下腺、舌下腺及鼻腔和腭部腺体面肌、颈阔肌、茎突舌骨肌、二腹肌后腹、镫骨肌	分布区感觉障碍；舌前2/3味觉障碍；腺体分泌障碍；额纹消失、不能闭眼、口角歪向健侧、鼻唇沟变浅
Ⅷ前庭蜗神经	感觉	脑桥	内耳门	半规管壶腹嵴、球囊斑和椭圆囊斑；耳蜗螺旋器	眩晕、眼球震颤等；听力障碍
Ⅸ舌咽神经	**混合**	延髓	颈静脉孔	耳后皮肤；咽、鼓室、咽鼓管、软腭、舌后1/3黏膜、颈动脉窦、颈动脉小球；舌后1/3味蕾；腮腺；茎突咽肌	分布区感觉障碍；咽与舌后1/3一般感觉丧失、咽反射消失；舌后1/3味觉障碍；腮腺分泌障碍
Ⅹ迷走神经	**混合**	延髓	颈静脉孔	硬脑膜、耳郭及外耳道皮肤；颈胸、腹腔脏器、咽喉黏膜；颈、胸、腹内脏平滑肌、心肌、腺体；咽喉肌	分布区感觉障碍；心动过速、内脏活动障碍；发声困难、声音嘶哑、吞咽障碍
Ⅺ副神经	运动	延髓	颈静脉孔	咽喉肌、胸锁乳突肌	咽喉肌功能异常、一侧胸锁乳突肌瘫痪时面无力转向对侧，斜方肌瘫痪时出现肩下垂、提肩无力
Ⅻ舌下神经	运动	延髓	舌下神经管	舌内肌以及部分舌外肌	舌肌瘫痪，萎缩，伸舌时舌尖偏向患侧

脑神经的成分较脊神经更为复杂，有7种不同功能的纤维成分。

1. 一般躯体感觉纤维

分布于头面部、颈部的躯体性感受器（如皮肤、骨骼肌、肌腱以及口腔和鼻腔黏膜）。

2. 一般内脏感觉纤维

分布于头颈、胸腔和腹腔的器官。

3. 一般躯体运动纤维

分布于头颈部肌节演化横纹肌（如眼球外肌、舌肌）。

4. 一般内脏运动纤维

分布于头颈、胸腹部的平滑肌、心肌和腺体。

5. 特殊躯体感觉纤维

分布于头颈部的躯体性特殊感受器（如视器、位听器）。

6. 特殊内脏感觉纤维

分布于头颈部的内脏性特殊感受器（如嗅器、味器）。

7. 特殊内脏运动纤维

分布于头颈部腮弓演化横纹肌（如面肌、胸锁乳突肌等）。

脑神经按照纤维成分性质的不同，可进一步分为**纯感觉性脑神经**（包括Ⅰ，Ⅱ，Ⅲ）、纯运动性脑神经（包括Ⅲ，Ⅳ，Ⅵ，Ⅺ，Ⅻ）以及**混合性脑神经**（包括Ⅴ，Ⅶ，Ⅸ，Ⅹ）。

一、嗅神经

为特殊内脏感觉纤维，嗅神经起自鼻腔上鼻甲以上和鼻中隔上部嗅区黏膜的嗅细胞，其中枢突集成15～20条嗅丝，穿过筛孔入颅，止于嗅球，传导嗅觉冲动。颅前窝及筛板骨折时，可损伤和撕脱嗅丝和脑膜，造成嗅觉障碍，同时脑脊液可流入鼻腔。鼻炎时，炎症延至鼻上部黏膜，也可造成一时性的嗅觉迟钝。

二、视神经

为特殊躯体感觉纤维，传导视觉冲动。由视网膜的节细胞轴突，在视网膜后部先集中形成视神经盘，穿出眼球巩膜构成视神经。视神经离开眼球行向后内，穿视神经管入颅腔的颅中窝，形成视交叉，再经视束止于外侧膝状体，传导视觉冲动。视神经损伤后可导致伤侧眼的视野全盲。

三、动眼神经

由动眼神经核发出的一般躯体运动纤维和动眼神经副核发出一般内脏运动纤维（副交感）组成。两种纤维合并成动眼神经后，自中脑脚间窝出脑，由海绵窦外侧壁向前，穿眶上裂入眶，立即分为上、下两支。上支较细小，分布于上睑提肌和上直肌；下支较大，分布于下直肌、内直肌和下斜肌。动眼神经副交感纤维进入睫状神经节内换神经元，其节后纤维支配瞳孔括约肌、睫状肌，兴奋时使瞳孔缩小和晶状体曲度加大，参与视物的调节反射和对光反射。

睫状神经节为副交感神经节，位于视神经和外直肌之间，来自动眼神经副核发出的轴突在此节内换神经元，发出节后纤维支配瞳孔括约肌和睫状肌。睫状神经节除了含有副交感根外，还有与感觉根和交感根相连。

一侧动眼神经损害，可出现患侧除外直肌、上斜肌外的全部眼外肌瘫痪，引起上睑下垂、瞳孔斜向外下方、瞳孔散大和患侧瞳孔对光反射消失等症状。

四、滑车神经

由滑车神经核发出的一般躯体运动纤维组成。自中脑背侧下丘下方出脑，绕过大脑脚外侧向前，经海绵窦外侧壁及眶上裂入眶，支配上斜肌。

滑车神经损伤，可致上斜肌瘫痪，瞳孔不能转向外下方，并可出现复视。

五、三叉神经

为最粗大的混合性脑神经，含有终于三叉神经脊束核、三叉神经脑桥核和三叉神经中脑核的一般躯体感觉纤维以及起自三叉神经运动核的特殊内脏运动纤维，它们组成粗大的感觉根和细小的运动根，两根在脑桥基底部和小脑中脑交界处与脑桥相连。

纤维成分 ┤一般躯体感觉纤维：头面部一般感受器→三叉神经节→三叉神经脑桥核（接受触觉纤维传入）和三叉神经脊束核（接受痛温觉纤维传入）
特殊内脏运动纤维：三叉神经运动核→咀嚼肌

（一）眼神经

为感觉性神经，向前沿海绵窦外侧壁，经眶上裂入眶内，分为三支分布于视器、眼裂以上和鼻背皮肤。

1. 鼻睫神经

经上直肌和视神经之间斜向眶内侧，发出分支分布于鼻腔黏膜、筛窦、硬脑膜、眼球壁、泪囊以及鼻背和眼睑皮肤。

2. 额神经

经上睑提肌上方前行，在眶尖和眶底的中点处分为眶上神经和滑车上神经。眶上神经经眶上切迹（孔）出眶，分布于上睑及额顶部皮肤。滑车上神经经滑车上方出眶，分布于鼻背及内眦附近皮肤。

3. 泪腺神经

沿外直肌上方行向前内侧，分布于泪腺、结膜及上睑、外眦部皮肤。泪腺神经与上颌神经的分支——颧神经有交通，由此导入副交感纤维控制泪腺分泌。

（二）上颌神经

为感觉性神经，沿海绵窦外侧壁，下部向前经圆孔出颅，至翼腭窝内，向前经眶下裂进入眶腔，分为数支分布于上颌牙、口和鼻腔黏膜、硬脑膜及睑裂与口之间皮肤。

1. 眶下神经

为上颌神经的终支，经眶下裂入眶，分布于下睑、外鼻及上唇皮肤。

2. 颧神经

在翼腭窝处分出，经眶下裂入眶后分布于颧、颞部皮肤。颧神经还借交通支将来源于面神经的副交感节后纤维导入泪腺神经，控制泪腺分泌。

3. 上牙槽神经

分为上牙槽后、中、前神经，这些神经在上颌骨内相互吻合形成上牙槽神经丛，自神经丛上发出分支分布于上颌牙、牙龈及上颌窦黏膜。

4. 翼腭神经

在翼腭窝处自上颌神经发出，向下连于翼腭神经节（副交感神经节），分布于鼻、腭部的黏膜及腭扁桃体，传导这些区域的感觉冲动。

（三）下颌神经

为混合性神经，含一般躯体感觉纤维和三叉神经运动核发出的特殊内脏运动纤维。下颌神经经卵圆孔出颅后，在翼外肌深面分为前、后两干，前干细小，除发出肌支分布于咀嚼肌、鼓膜张肌和腭帆张肌外，还发出一支颊神经，分布于颊部皮肤及口腔侧壁黏膜。后干粗大，分支分布于硬脑膜、下颌牙及牙龈、舌前2/3及口腔底的黏膜、耳颞区和口裂以下的皮肤外，还发分支支配下颌舌骨肌和二腹肌前腹。下颌神经分支如下。

1. 耳颞神经

以两根夹持脑膜中动脉向后合成一干，分布于腮腺、耳前及颞区的皮肤。其中到达腮腺的分支将来源于舌咽神经的副交感纤维经耳神经节换神经元后，节后纤维经耳颞神经进入腺体，控制腮腺的分泌。

2. 舌神经

分布于口腔底及舌前 2/3 的黏膜，传导一般黏膜感觉。舌神经在行程中，来自面神经的鼓索自后方加入。鼓索中含味觉和副交感纤维，味觉纤维管理舌前 2/3 黏膜的味觉，副交感纤维至下颌下神经节换神经元后，支配下颌下腺和舌下腺的腺体分泌。

3. 下牙槽神经

其终支自颏孔浅出，称为颏神经，分布于颏部及下唇皮肤和黏膜。下牙槽神经中的运动纤维支配下颌舌骨肌及二腹肌前腹。

4. 咀嚼肌神经

属运动性神经，分支有咬肌神经、颞深神经、翼内肌神经、翼外肌神经、分别支配 4 块咀嚼肌。

损伤表现：同侧的面部皮肤及眼、口和鼻黏膜一般感觉丧失；角膜反射消失；咀嚼肌瘫痪，张口时下颌偏向患侧。

六、展神经

由展神经核发出的一般躯体运动纤维，自延髓脑桥沟的中部出脑，前行至颞骨岩部尖端，由后壁穿入海绵窦，在窦内沿颈内动脉外下方前行，经眶上裂入眶，分布于外直肌。展神经损伤可引起外直肌瘫痪，产生内斜视。

七、面神经

为混合性神经，含有 4 种纤维成分。

纤维成分 {
- 特殊内脏运动纤维：面神经核→表情肌
- 一般内脏运动纤维：上泌涎核→翼腭神经节和下颌下神经节换元→泪腺、下颌下腺、舌下腺及鼻腔、腭的黏膜腺
- 特殊内脏感觉纤维：舌前 2/3 味蕾→膝神经节→孤束核
- 一般躯体感觉纤维：传导耳部皮肤一般感觉和表情肌本体觉
}

该神经自延髓脑桥沟外侧部→内耳门→内耳道底→面神经管→茎乳孔出颅→穿腮腺到面部。

（一）面神经管内的分支

1. 岩大神经

自膝神经节处发出，出颞骨在破裂孔处与来自颈内动脉的交感丛的岩深神经合成翼管神经，穿翼管进入翼腭窝内的翼腭神经节，副交感纤维在翼腭神经节换元后，节后纤维支配泪腺和鼻腔、腭的黏膜腺，管理腺体的分泌。

2. 镫骨肌神经

支配镫骨肌

3. 鼓索

在面神经出茎乳孔前发出，穿过鼓室至颞下窝，加入舌神经。鼓索含有 2 种纤维：味觉纤维随舌神经分布于舌前 2/3 味蕾司味觉；副交感纤维在下颌下神经节内换神经元，分布于下颌下腺和舌下腺，管理腺体的分泌。

（二）颅外分支

面神经出茎乳孔后，其主干穿入腮腺，在腺内分支组成腮腺内丛，在腮腺前缘呈扇形分支分布于面部表

情肌，其具体分支如下。

1. 颞支

常为 3 支，支配额肌和眼轮匝肌等。

2. 颧支

3 ~ 4 支，支配眼轮匝肌及颧肌。

3. 颊支

3 ~ 4 支，在腮腺管上、下方走行，支配颊肌、口轮匝肌及其他口周围肌。

4. 下颌缘支

沿下颌缘向前，支配下唇诸肌。

5. 颈支

在下颌角附件下行于颈阔肌深面，支配该肌。

面神经行程长，在颞骨及腮腺内穿梭，与鼓室关系十分密切，该神经可在脑桥小脑角、内耳道、面神经管、中耳鼓室、腮腺等区发生损伤，依据损伤部位水平的不同和累及神经分支的多少不同，而呈现不同的临床症状。

八、前庭蜗神经

含传导平衡觉和传导听觉的特殊躯体感觉纤维组成，包括前庭神经和蜗神经两部分，两者伴行由内耳门入颅腔，在脑桥小脑角处，经延髓脑桥沟外侧部入脑。

1. 前庭神经

前庭神经传导平衡觉，感觉神经元为双极细胞，其胞体在内耳道底聚集成前庭神经节，周围突穿内耳道底，分布于内耳壶腹嵴、球囊斑和椭圆囊斑的毛细胞，中枢突组成前庭神经终止于前庭神经核群。

2. 蜗神经

蜗神经传导听觉。感觉神经元为双极细胞，其胞体在蜗轴内聚集成蜗神经节，周围突分布于内耳螺旋器的毛细胞，中枢突组成蜗神经终止于蜗神经核。

前庭蜗神经损伤后表现为伤侧耳聋和平衡功能障碍，并通常伴有呕吐、眩晕等症状。

九、舌咽神经

是混合性神经，含有 5 种纤维成分。

纤维成分
- 特殊内脏运动纤维：疑核→茎突咽肌
- 一般内脏运动纤维：下泌涎核→耳神经节换元（卵圆孔下方，下颌神经内侧）→腮腺
- 一般内脏感觉纤维：咽、舌后 1/3、咽鼓管、鼓室等处黏膜、颈动脉窦、颈动脉小球→下神经节→孤束核
- 特殊内脏感觉纤维：舌后 1/3 味蕾→孤束核

自橄榄后沟上部连于延髓→经颈静脉孔出颅→颈内动、静脉之间→经舌骨舌肌内侧达舌根，其分支如下。

1. 鼓室神经

来自下神经节，进入鼓室后与交感神经纤维组成鼓室丛，发出小支分布于鼓室、咽鼓管等处的黏膜，管理感觉。鼓室丛分出的含副交感纤维的岩小神经，出鼓室入耳神经节换元后，经耳颞神经分布并管理腮腺的腺体分泌。

2. 颈动脉窦支

分布于颈动脉窦和颈动脉小球，反射性地调节血压和呼吸。

3. 舌支

为舌咽神经的终支，分布于舌后 1/3 黏膜和味蕾，传导黏膜的一般感觉和味觉。

另外还发出**咽支**分布于咽壁，与迷走神经分支和交感神经交织成咽丛，分布于咽肌及咽黏膜。

舌咽神经损伤可出现患侧舌后1/3味觉消失以及舌根及咽峡区痛觉消失，且患侧咽肌收缩乏力等。

十、迷走神经

为混合性神经，是行程最长、分布最广的脑神经。含有 4 种纤维。

纤维成分
$\begin{cases}$ 一般内脏运动纤维：迷走神经背核→副交感神经节换元→颈、胸、腹腔脏器（结肠左曲以上）
特殊内脏运动纤维：疑核→咽喉部肌
一般内脏感觉纤维：颈、胸、腹腔脏器→迷走神经下神经节→孤束核
一般躯体感觉纤维：硬脑膜、耳郭、外耳道→迷走神经上神经节→三叉神经脊束核 $\end{cases}$

该神经自橄榄后沟中部出脑→经颈静脉孔出颅→颈内静脉与颈内动脉或颈总动脉之间后方→颈根部，经胸廓上口入胸腔。在胸腔内，左侧迷走神经下降至主动脉弓前方，继而在肺根后方分出数小支，分别加入左肺丛，然后在食管前面分支形成食管前丛，至食管下端汇合为迷走神经前干。右迷走神经在右锁骨下动、静脉之间沿气管右侧下降，继而在肺根后方分出数支，参加右肺丛，至食管后面发数支，构成食管后丛，至食管下端汇合成迷走神经后干。迷走神经前、后干随食管经膈的食管裂孔进入腹腔。迷走神经在颈、胸和腹部的重要分支如下：

（一）颈部的分支

迷走神经在颈部发出脑膜支、耳支、咽支分布于硬脑膜、外耳道及耳郭后皮肤。其主要分支如下。

1. 喉上神经

于舌骨大角处分为内、外两支：内支伴喉上动脉穿过甲状舌骨膜入喉，分布于会厌、舌根及声门裂以上的喉黏膜，管理感觉；外支细小，支配环甲肌。

2. 颈心支

在喉与气管两侧下行入胸腔，与颈交感神经节发出的心神经交织构成心丛，调节心脏活动。

3. 咽支

自迷走神经下神经节发出后，与交感干分支和舌咽神经的咽支形成咽丛，分布于咽、软腭的骨骼肌和黏膜。

（二）胸部的分支

1. 喉返神经

左喉返神经在左迷走神经跨过主动脉弓前方时发出，向后勾绕主动脉弓返回颈部；右喉返神经在右迷走神经跨过右锁骨下动脉前方时发出，向后勾绕右锁骨下动脉返回颈部。左、右喉返神经沿气管与食管间沟上行返回颈部，在甲状腺侧叶深面环甲关节后方入喉，称喉下神经。其感觉纤维分布于声门裂以下的喉黏膜，运动纤维支配除环甲肌以外的所有喉肌。

2. 支气管支、食管支

分别加入肺丛、食管丛和心丛，自丛再发出细支分布于气管、支气管、肺及食管。

（三）腹部的分支

1. 胃前支和肝支

迷走神经前干进入腹腔后延续为胃前支，沿胃小弯分布于胃前壁，其末梢以"鸦爪"形分支分布于幽门部前壁。肝支：也由迷走神经前干在贲门附近分出，向右行于小网膜内，与交感神经一起构成肝丛，随肝固有动脉分布于肝、胆囊和胆管。

2. 胃后支和腹腔支

胃后支为迷走神经后干的终支，分布于胃后壁，其末梢也以"鸦爪"形分支分布于幽门窦。腹腔支：此支向后与交感神经一起组成腹腔丛，腹腔丛发出分支随腹腔干、肾动脉和肠系膜上动脉分支于肝、脾、胰、肾及结肠左曲以上的消化管。

迷走神经主干损伤可出现脉速、心悸、恶心、呕吐、呼吸深慢和窒息等症状。若累及咽喉部，尚可因咽喉感觉障碍及肌肉瘫痪出现声音嘶哑、语言及吞咽困难等症状。

十一、副神经

由起于疑核的脑根和起于脊髓颈段副神经核的脊髓根组成，两者均为特殊内脏运动纤维，脑根从延髓橄榄后沟下部出脑；脊髓根在颈静脉孔处与神经根一起出颅。出颅后二者分离，脑根加入迷走神经内，随其分支支配咽喉肌。脊髓根与脑根分开后，绕颈内静脉行向外下方，经胸锁乳突肌深面的后缘上、中三分之一交点浅出，进入斜方肌深面，分支支配此二肌。

一侧副神经损伤可致胸锁乳突肌和斜方肌瘫痪，患侧肩下垂，头无法向患侧侧屈，同时面部不能转向对侧。

十二、舌下神经

由舌下神经核发出的一般躯体运动纤维组成。于延髓前外侧沟出脑，经舌下神经管出颅。出颅后在颈内动、静脉之间下降到舌骨上方，呈弓形弯向前内，达舌骨舌肌浅面，在舌神经和下颌下腺管下方穿颏舌肌入舌内，分布于全部舌内肌和茎突舌肌、舌骨舌肌和颏舌肌。一侧舌下神经损伤，患侧舌肌瘫痪，伸舌舌尖偏向患侧。

临床病案分析

患者，男，50岁，晨起刮脸时发现左侧面部表情减少，左侧面部皱额困难，口角歪斜，中午吃饭时自觉口干，汤从左侧口角流出；面部感觉无异常。

入院体格检查：左眉上抬不能、左眼闭合不全、左眼泪液存在，左侧口角低垂，左侧舌前2/3味觉消失。

思考：

1. 本病案最可能的诊断是什么？

2. 有何依据？

解析： 1. 最可能的诊断是面神经麻痹。

2. 面部表情减少是因为：面部表情肌由面神经特殊内脏运动纤维支配，面神经运动核发出面神经后，在行程的任何部位的损伤都会出现面部肌肉出现收缩困难。额肌使眼眉提升，眼轮匝肌使上下眼睑闭合，双侧口轮匝肌共同作用而闭嘴。面神经瘫痪后抬眉无力，眼闭合不全，汤从口角流出；面神经含有控制下颌下腺、舌下腺以及口腔黏液腺分泌的副交感纤维，患者自觉口干，提示面神经的一般内脏运动功能丧失，唾液分泌减少。面神经行程的任何部位的损伤都会出现舌前2/3味觉丧失，结合面部表情肌瘫痪，腺体分泌功能受损，舌前2/3味觉消失，面神经损伤部位在面神经管内，在其发出鼓索之前。泪液的存在有助于对损伤的位置定位，面神经的一般内脏运动纤维在膝神经节发出岩大神经，该神经在翼腭神经节换元后，节后纤维控制泪腺分泌，泪腺分泌未受损提示病灶在膝神经节的远侧。综上，该面神经损伤在膝神经节的远侧，镫骨肌神经和鼓索发出之间。

（中南大学 李 芳）

第三节　内脏神经

重点	交感、副交感神经低级中枢；交感干的构成，椎前节的位置；内脏大、小神经及其分布概况；交感神经节前、节后纤维走向，副交感神经节、节前纤维及节后纤维分布概况。
难点	灰交通支与白交通支的概念；副交感节前纤维起始核、器官旁节位置；内脏大、小神经的组成。
考点	交感神经和副交感神经低级中枢的部位；交感干的位置、组成；主要的椎前节；交感神经节前、节后纤维走向；内脏大、小神经及其分布概况；副交感节前纤维及节后纤维分布概况。

速览导引图

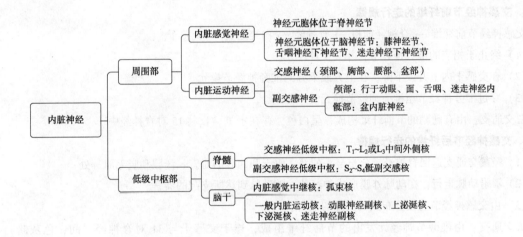

一、概述

内脏神经（visceral nerve）是分布于内脏、心血管、平滑肌和腺体的周围神经，一般不受意识控制。自主神经与全身内脏器官、血管、腺体、糖、水、盐、脂肪代谢以及体温、睡眠、血压调节等均有关系。它在大脑皮质及下丘脑等的支配调节下，相互协调、相互拮抗，共同维持机体内环境的稳定。

内脏运动神经（visceral motor nerve）和躯体运动神经（somatic motor nerve）在功能上互相协调，维持机体内环境的相对平衡，但两者在结构和功能上存在较大的差别（表16-5）。

表16-5　内脏运动神经与躯体运动神经的比较

	躯体运动神经	内脏运动神经
支配器官	骨骼肌	心肌、平滑肌和腺体
到达效应器的方式	直达效应器	必须在内脏神经节内中继
纤维成分	一种	两种：交感和副交感
纤维种类	较粗的有髓纤维	薄髓（节前纤维）和无髓细纤维（节后纤维）
分布方式	神经干	神经丛
意志控制	受意志控制	相对不受意志控制

根据形态、功能和药理的特点，内脏运动神经分为交感神经（sympathetic nerve）和副交感神经（parasym-pathetic nerve）两部分。二者有着各自的中枢部和周围部。

二、内脏运动神经

（一）交感神经

1. 交感神经节

椎旁神经节：位于脊柱两侧，每侧约 19~24 个

椎前神经节：位于脊柱前方 { 腹腔神经节 / 肠系膜上、下神经节 / 主动脉肾节 }

2. 交感干

位于脊柱两侧，交感干上至颅底外面，下至第 3 尾椎前方，两条交感干于尾骨前方合并，分颈、胸、腰、骶、尾 5 部。各部交感干神经节的数目，除颈部有 3~4 个和尾部为 1 个（奇神经节）外，其余各部均与该部椎骨的数目近似，每一侧交感干神经节的总数约为 19~24 个。交感干神经节由多极神经元组成，部分交感神经节后纤维即起自这些神经元。

3. 交感神经节前纤维的走行规律

交感神经节前纤维 → 脊神经前根 → 脊神经 → 白交通支 → 交感干。

（1）终止于相应的椎旁神经节，并交换神经元。

（2）在交感干内上升或下降，在上方或下方的椎旁神经节换元。

（3）穿过椎旁神经节至椎前神经节换元。

白交通支：由有髓鞘的节前纤维构成，呈白色，存在于 T_1~L_3 共 15 对脊神经中。

4. 交感神经节后纤维的走行规律

（1）经灰交通支返回脊神经，分布至头颈部、躯干和四肢的血管、汗腺和竖毛肌等处。

（2）攀附动脉走行，在动脉外膜形成神经丛，随动脉到达所支配的器官。

（3）由交感神经节直接分布到所支配的器官。

灰交通支：由椎旁节神经元发出的节后纤维组成，连于交感干与 31 对脊神经之间，色灰暗，共 31 对。

5. 交感神经的分布

几乎全身各处均有分布（表 16-6）。

（1）颈部

颈部神经节 { 颈上神经节：最大，位于 C_2~C_3 颈椎横突前方。 / 颈中神经节：最小，有时缺如，位于 C_6 颈椎横突处。 / 颈下神经节：位于 C_7 颈椎横突处，常与第 1 胸交感神经节合并成颈胸神经节（星状神经节）。 }

分布：

①节后纤维经灰交通支连于 8 对颈神经，随颈神经分布到头颈和上肢的血管、汗腺、竖毛肌等。

②攀附动脉形成颈内、外动脉丛，锁骨下动脉丛，椎动脉丛等，随动脉分布到头颈部的腺体（如泪腺、唾液腺、口腔和鼻腔黏膜内腺体、甲状腺等）、竖毛肌、血管、瞳孔开大肌等。

③咽支 与舌咽神经、迷走神经的咽支共同组成咽丛。

④颈上、中、下节发出心上、中、下神经加入心丛。

(2) 胸部

胸神经节：10～12 个，位于肋头的前方。

分布：

①节后纤维经灰交通支返回 12 对胸神经，分布到胸、腹壁的血管、汗腺、竖毛肌等。

②胸 1～5 交感神经节发出分支加入胸主动脉丛、食管丛、气管丛和支气管丛、肺丛及心丛等。

③内脏大、小神经。

穿经 T_6～T_9 交感神经节的节前纤维 $\underline{\text{内脏大神经}}$ 〈○ ──→ 肝、胰、脾、肾、结肠
$\qquad\qquad\qquad\qquad\qquad\qquad$ 腹腔神经节

穿经 T_{10}～T_{12} 交感神经节的节前纤维 $\underline{\text{内脏小神经}}$ 〈○ ──→ 左曲以上消化管
$\qquad\qquad\qquad\qquad\qquad\qquad$ 主动脉肾节

(3) 腰部

腰神经节：4 对，位于腰椎体前外侧与腰大肌内侧缘之间。

分布：

①节后纤维经灰交通支连于 5 对腰神经，随腰神经分布至下肢的血管、汗腺和竖毛肌等。

②腰内脏神经。

穿经 L_1～L_4 交感神经节的节前纤维 $\underline{\text{腰内脏神经}}$ 〈○ ──→ ⎰结肠左曲以下消化管
$\qquad\qquad\qquad\qquad\qquad\qquad$ 腹主动脉丛和 $\qquad\qquad\qquad\qquad\qquad$ ⎱盆腔脏器
$\qquad\qquad\qquad\qquad\qquad\qquad$ 肠系膜下丛 $\qquad\qquad\qquad\qquad\qquad\qquad$ 下肢
$\qquad\qquad\qquad\qquad\qquad\qquad$ 内的椎前神经节

(4) 盆部

骶神经节：2～3 对，位于骶骨前面，骶前孔内侧；奇神经节位于尾骨前方。

分布：

①节后纤维经灰交通支连于骶、尾神经，随其分布于下肢及会阴部的血管、汗腺和竖毛肌

②加入盆丛，分布于盆腔器官。

表 16－6　交感神经分布概况

节前纤维	节后纤维
T_1～T_5	头、颈、胸腔脏器和上肢的血管、汗腺、竖毛肌
T_5～T_{12}	肝、脾、肾等实质性器官和结肠左曲以上的消化管
L_1～L_3	结肠左曲以下消化管，盆腔脏器，下肢的血管、汗腺、竖毛肌

（二）副交感神经

1. 副交感神经节

⎰器官旁节：睫状神经节、下颌下神经节、翼腭神经节、耳神经节等
⎱器官内节：位于所支配器官的壁内

2. 颅部副交感神经

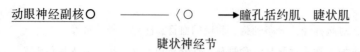

Ⅲ

动眼神经副核 ○ ——— 〈 ○ ——→ 瞳孔括约肌、睫状肌

睫状神经节

Ⅶ

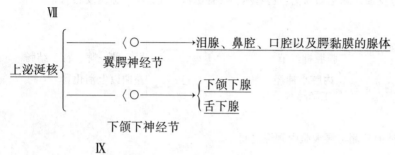

上泌涎核 {
——— 〈 ○ ——→ 泪腺、鼻腔、口腔以及腭黏膜的腺体

翼腭神经节

——— 〈 ○ ——→ { 下颌下腺
舌下腺 }

下颌下神经节

Ⅸ

下泌涎核 ○ ——— 〈 ○ ——→ 腮腺

耳神经节

Ⅹ

迷走神经背核 ○——— 〈 ○——→ 心、肺、肝、脾、肾等、
颈、胸、腹腔脏器
附近或壁内副 结肠左曲以上消化管
交感神经节

3. 骶部副交感神经

骶副交感核（S₂～S₄）○ $\frac{随第2～4骶神经前根出骶前孔}{盆内脏神经}$→ 盆丛

——— 〈 ○———→ 结肠左曲以下消化管、盆腔脏器和外生殖器等

副交感神经节

交感神经与副交感神经的区别见表 16 – 6。

表 16 – 7　交感神经与副交感神经的区别

比较内容	交感神经	副交感神经
低级中枢部位	T_1～L_2/L_3 脊髓灰质的中间外侧核	脑干和脊髓骶部的副交感神经核
周围部神经节	椎旁节和椎前节	器官旁节和器官内节
节前、节后纤维	节前纤维短，节后纤维长	节前纤维长，节后纤维短
节前与节后神经元的比例	一个节前神经元的轴突可与许多节后神经元组成突触	一个节前神经元的轴突与较少的节后神经元组成突触
分布范围	分布范围较广，分布于全身血管及头颈部、胸、腹、盆腔脏器的平滑肌、心肌、腺体	不如交感神经广泛，大部分血管、汗腺、竖毛肌、肾上腺髓质无副交感神经支配
对同一器官的作用	互相统一、相互拮抗	

（三）内脏神经丛

交感神经、副交感神经和内脏感觉神经在到达所支配脏器的过程中，常互相交织，共同构成内脏神经丛。

内脏神经丛攀附于头颈部和胸、腹腔内动脉的周围或分布于脏器附近和器官之内。除颈内动脉丛、颈外动脉丛、锁骨下动脉丛和椎动脉丛等没有副交感神经参加外，其余的内脏神经丛均由交感神经和副交感神经共同组成。另外，在这些丛内也有内脏感觉纤维通过。

$$\left\{\begin{array}{l}\text{心浅丛：位于主动脉弓下方}\\ \text{心深丛：位于主动脉弓和气管杈之间}\end{array}\right.\left\{\begin{array}{l}\text{心丛的分支组成心房丛和左、}\\ \text{右冠状动脉丛，随动脉的}\\ \text{分支分布于心肌等处}\end{array}\right.$$

1. 心丛

浅丛和深丛相互交织，其内有心神经节（属于副交感神经节），来自迷走神经的副交感节前纤维在此交换神经元。

2. 肺丛

分别位于肺根的前、后方，称为肺前丛和肺后丛，丛内有小的神经节。肺丛由迷走神经的支气管支和交感干的 $T_2 \sim T_5$ 节的分支组成，分支随支气管和肺血管的分支入肺。

3. 腹腔丛

是最大的内脏神经丛，腹腔干和肠系膜上动脉根部的周围。该丛内主要含有内脏大神经、内脏小神经、上部腰神经节的分支及迷走神经后干的腹腔支。丛内有腹腔神经节、肠系膜上神经节、主动脉肾节、器官旁神经节等。来自内脏大神经、内脏小神经的交感神经节前纤维在节内交换神经元，来自迷走神经的副交感神经节前纤维到达所分布的器官旁神经节或器官内神经节交换神经元。

4．腹主动脉丛

位于腹主动脉的前方及两侧，是腹腔丛沿腹主动脉表面向下延续的部分，并接受第 $1 \sim 2$ 腰交感神经节的分支。腹主动脉丛的一部分纤维下行入盆腔，参加腹下丛的组成；另一部分纤维攀附动脉，形成髂总动脉丛、髂外动脉丛，随动脉分布于下肢血管、汗腺和竖毛肌。

5. 腹下丛

上腹下丛：位于第 5 腰椎体前面，腹主动脉末端及两髂总动脉之间，是腹主动脉丛向下的延续部分，并接受第 $3 \sim 4$ 腰神经节分支，以及肠系膜下丛来的纤维。下腹下丛：即盆丛，由上腹下丛延续到直肠两侧，接受骶交感干的节后纤维和第 $2 \sim 4$ 骶神经的副交感节前纤维。在男性，此丛位于直肠、精囊、前列腺及膀胱后部的两侧；在女性，此丛位于直肠、子宫颈、阴道穹和膀胱后部的两侧。此丛伴随髂内动脉的分支组成直肠丛、精索丛、输尿管丛、膀胱丛、输精管丛、前列腺丛和子宫阴道丛等，分布于各盆腔脏器。

三、内脏感觉神经

（一）内脏感觉神经的特点

1. 痛阈较高

一般强度的刺激不产生主观感觉，但在脏器进行较强烈活动时则可产生。

2. 弥散的内脏痛

内脏感觉的传入较分散，一个器官的内脏感觉传入可以经过多个节段的脊神经进入中枢，而一条脊神经包含来自多个器官的感觉纤维。

内感受器接受来自内脏的刺激，内脏感觉神经将其变成神经冲动，并将其传到中枢，中枢可直接通过内脏运动神经或间接通过体液调节各内脏器官的活动。内脏感觉神经元胞体亦位于脑神经节和脊神经节内，为假单极神经元，其周围突是粗细不等的有髓或无髓纤维，随同舌咽神经、迷走神经、交感神经和盆内脏神经分布内脏器官。中枢突一部分伴随舌咽神经、迷走神经进入脑干，并终止于孤束核；另一部分伴随交感神经和盆内脏神经进入脊髓，止于脊髓灰质后角。

（二）牵涉性痛

1. 定义

内脏器官的病变，在体表一定的区域产生感觉过敏或疼痛的现象称为牵涉性痛。牵涉性痛有时发生在患病内脏邻近的皮肤区，而有时则发生在距患病内脏较远的皮肤区。例如，心肌缺血时，常在胸前区及左上臂内侧皮肤感到疼痛；而肝胆疾患时，患者常在右肩部感到疼痛，肾盂、输尿管疾患时，患者常在腰区与腹股沟区感到疼痛。

2. 机制

不十分清楚，目前公认的有几种学说：会聚易化学说、会聚投射学说、周围神经分支学说和交感反射等。

（中南大学　李昌琪）

第十七章　中枢神经系统

第一节　脊　髓

重点	脊髓位置、外形，脊髓内部结构。
难点	脊髓内部结构。
考点	脊髓外形和内部构造。

速览导引图

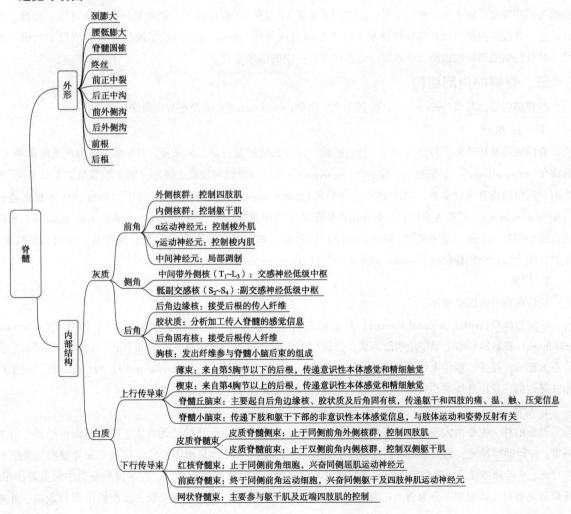

一、脊髓的位置及外形

脊髓(spinal cord) 位于椎管中,呈扁圆柱状,它的长度在成人为 42 ~ 45 cm,上端在枕骨大孔水平处与延髓相连,下端在第 1 腰椎水平变细,呈圆锥状,称脊髓圆锥(conus medullaris)。圆锥的下端延续成一结缔组织细丝,称终丝(filum terminale),附着在第一尾椎的背面。脊髓有两个膨大,即颈膨大(cervical enlargement) 和腰骶膨大(lumbosacral enlargement),分别是上肢和下肢脊神经的发源节段。脊髓外表面可见一些沟或裂,前正中裂位于脊髓腹侧面;后正中沟较浅,位于脊髓的后面;前外侧沟和后外侧沟分别为脊神经前根和后根根丝出入脊髓处,可见后外侧的根丝较粗,向椎间孔方向集中,合成后根(posterior root),内含传入神经纤维。前外侧的根丝则较细,合成前根(anterior root),内含传出神经纤维。前根、后根在椎间孔处合成**脊神经**(spinal nerve),脊神经共 31 对,除第 1 颈神经和尾神经外,都通过椎间孔离开椎管。脊神经包括颈神经 8 对、胸神经 12 对、腰神经 5 对、骶神经 5 对和尾神经 1 对。脊神经的前后根会合前,在后根上有一膨大处,称脊神经节(spinal ganglion),内含传入神经元的胞体。

二、脊髓节段及其与椎骨的对应关系

脊髓有 31 个节段,每一节段连有 1 对脊神经。因脊髓长度短于椎管,故除脊髓的第 1、2 颈节基本与第 1、2 颈椎位置相当外,其余脊髓节段位置都比相应的椎骨位置高,而且越靠近脊髓下段差距越大。在成人,一般粗略的推算方法是:上颈髓($C_1 \sim C_4$) 大致与同序数椎骨相对应;下颈髓($C_5 \sim C_8$)和上胸髓($T_1 \sim T_4$)与同序数椎骨的上一个椎体平对;中胸部的脊髓节段约与同序数椎骨的上 2 个椎体平对;下胸部脊髓节段约与同序数椎骨的上 3 个椎体平对;腰髓约平对第 11 及第 12 胸椎范围;骶髓和尾髓约平对第 1 腰椎。因此,连于脊髓的神经根丝在第一腰椎水平以下共同组成马尾(cauda equina)。了解每一脊髓节段平对哪一椎骨,对脊髓病变部位的诊断及手术切口的选择等有一定的临床意义。

三、脊髓的内部结构

在脊髓内部,灰质(gray matter) 位居中央,白质(white matter) 围绕在灰质周围。

(一) 灰质

脊髓灰质是神经元、神经元突起、神经胶质,以及血管的复合体。灰质呈 "H" 形,每侧灰质前部膨大,称前角(anterior horn),后部较细,称后角(posterior horn)。在脊髓胸段及上腰段 (第 1 胸节至第 3 腰节),灰质前、后角间尚有一较小的、向外侧突出的侧角(lateral horn)。连接两侧灰质的中间部分,称为**灰质连合**(gray commissure),灰质连合的前方有脊髓两侧交叉纤维构成的白质前连合(anterior white commissure),灰质连合的中间有一小孔,是中央管(central canal) 的断面。如除掉灰质周围的白质,可见前、后角均呈柱状,纵贯脊髓全长,分别称前柱(anterior column 和后柱(posterior column) 。

1. 后角

从后向前分为四个核团。

后角边缘核(posteromarginal nucleus) 是后角尖侧的薄层灰质,接受后根的传入纤维;胶状质(substantia gelatinosa) 在新鲜标本上呈半透明胶胨状,分析加工传入脊髓的感觉信息;后角固有核(nucleus proprius) 占后角大部分,接受后根传入纤维;胸核(nucleus thoracicus),又称背核(nucleus dorsalis) 或 Clarke 柱,位于后角基部内侧,发出纤维参与脊髓小脑后束的组成,仅见于脊髓颈 8 到腰 2 节段。

2. 前角

也称前柱,主要由大型多极的前角运动神经元胞体构成。前角运动神经元为大、中型多极神经元,分为两类:α 运动神经元,属大型细胞,直径大于 25μm,胞体中 Nissl 体呈粗大块状,这是支配骨骼肌梭外肌的神经元;γ 运动神经元,属中型神经元,其轴突随前根穿出支配肌梭的梭内肌,在维持肌张力中起重要作用。前角运动神经元在配布上分为内、外侧两群,内侧群也称内侧核,见于脊髓全长,支配躯干肌和颈肌;外侧群又称外侧核，在颈膨大和腰骶膨大处最发达，支配四肢肌。前角内，还有一些小型的中间神经元。

3. 侧角

又称侧柱，由中、小型细胞构成，仅见于胸1~腰3脊髓节段，这是交感神经的低级中枢。

Rexed 板层的概念：1952 年 Rexed 根据猫的脊髓结构，提出脊髓灰质板层构筑学说，认为脊髓灰质神经元不是分群存在，而是从后角到前角分为 10 个板层。Ⅰ层相当于后角边缘核；Ⅱ层相当于胶状质；Ⅲ、Ⅳ层相当于后角固有核；Ⅴ、Ⅵ层位于后角基部；Ⅶ层相当于中间带；Ⅷ层位于前角基部；Ⅸ层相当于前角运动细胞群；Ⅹ层位于中央管周围。之后发现人和其他动物的脊髓也同样具有 10 层构筑。

（二）白质

脊髓的白质主要由许多传导束组成，位于灰质的外围。传导束一般按起止命名。凡将神经冲动传向脑的不同部位的传导束，称上行传导束。从脑的不同部位传向脊髓的传导束，称下行传导束。在脊髓横断面上，可将白质分为前索、外侧索和后索三部分。

1. 上行传导束

（1）薄束（fasciculus gracilis）和楔束（fasciculus cuneatus）　占据后索，薄束位于内侧，楔束位于外侧，它们是由脊神经节细胞的中枢突，经后根内侧部进入脊髓后索直接上升构成的。薄束来自第 5 胸节以下的后根，楔束来自第 4 胸节以上的后根。薄束和楔束的功能是传递意识性本体感觉（肌、腱、关节、韧带的位置觉、运动觉和震动觉）和精细触觉（两点间距离的辨别觉）的冲动至延髓的薄束核和楔束核。

（2）脊髓丘脑束（spinothalamic tract）　分脊髓丘脑前束和脊髓丘脑侧束。脊髓丘脑前束位于前索中，传递粗触觉和压觉；脊髓丘脑侧束位于外侧索，传递痛、温觉信息。脊髓丘脑束主要起自后角边缘核、胶状质及后角固有核等核团，它们的轴突在脊髓中先上升 1~2 节，再经白质前连合交叉到对侧，在外侧索和前索形成脊髓丘脑束，上行止于背侧丘脑。

（3）脊髓小脑束（spinocerebellar tract）　分脊髓小脑前束和脊髓小脑后束。前者位于外侧索周边部的腹侧，主要起自后角基部和中间带外侧部，多数纤维交叉至对侧、少数纤维在同侧上行进入旧小脑皮质。后者位于外侧索周边部的背侧，主要起自背核，上行止于旧小脑皮质。脊髓小脑束传递下肢和躯干下部的非意识性本体感觉信息，与肢体运动和姿势反射有关。

2. 下行传导束

（1）皮质脊髓束（corticospinal tract）　起自大脑皮质运动中枢，下行至延髓锥体交叉时，大部分纤维（75%~90%）交叉到对侧，行于脊髓外侧索，形成皮质脊髓侧束（lateral corticospinal tract），而在此处小部分不交叉的纤维形成皮质脊髓前束（anterior corticospinal tract），行于前正中裂两侧。皮质脊髓侧束止于同侧前角外侧核群，皮质脊髓前束在下行过程中部分纤维交叉至对侧，部分纤维自始至终不交叉，控制双侧前角内侧核群。

（2）红核脊髓束（rubrospinal tract）位于外侧索，皮质脊髓侧束的腹侧，该束起自中脑红核，发出后交叉下行于脊髓外侧索，止于同侧前角细胞，其功能是兴奋同侧屈肌运动神经元，同时抑制伸肌运动神经元，参与姿势反射。

（3）前庭脊髓束（vestibulospinal tract）位于前索，起自脑桥的前庭神经核，终于同侧前角运动神经元。功能主要是兴奋同侧躯干及四肢伸肌运动神经元，抑制屈肌运动神经元。

（4）网状脊髓束（reticulospinal tract）起自脑桥和延髓的网状结构，大部分在同侧下行，走行于白质的前索和外侧索的前内侧部，终止于Ⅶ、Ⅷ层，主要参与对躯干和四肢近端骨骼肌运动的控制。

四、脊髓的主要功能

脊髓是中枢神经系统的低级部分，其内的上、下行纤维束起着重要的传导作用。

脊髓本身也可以完成许多反射，脊髓反射可分为躯体反射和内脏反射。躯体反射是指骨骼肌的反射活动，如牵张反射、屈曲反射、浅反射等。内脏反射是指一些躯体－内脏反射、内脏－内脏反射和内脏－躯体反射，如竖毛反射、膀胱排尿反射、直肠排便反射等。

（中南大学　卢大华）

第二节　脑　干

重点	脑干的分部及各部主要结构；脑神经核的分类、排列顺序及与脑神经的联系；脑干内重要纤维束的位置及功能。
难点	脑干各代表横断面在某些部位受损后症状的分析。
考点	脑干的分部及各部主要结构；脑神经核的分类、排列顺序及与脑神经的联系；脑干内重要纤维束的位置及功能；脑干各代表横断面在某些部位受损后症状的分析。

速览导引图

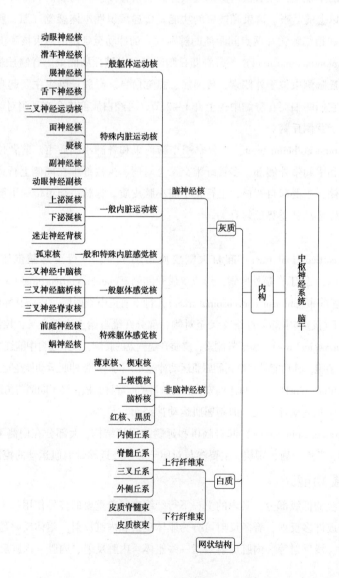

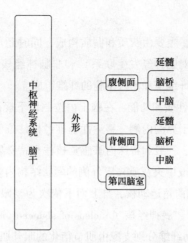

脑（brain）位于颅腔内，可分为端脑、间脑、小脑、中脑、脑桥和延髓。脑干（brain stem）的组成：延髓（medulla oblongata）、脑桥（pon）、中脑（midbrain）。

1. 脑干的外形

（1）脑干的腹侧面　脑干的腹侧面有多处凹陷和膨隆。各部膨隆的深面有纵行的纤维束或神经核，凹陷处则有不同的脑神经穿出。延髓腹侧面可见锥体（pyramid，深面为锥体束）、锥体交叉（decussation of pyramid，锥体束的大部分在此交叉到对侧）、橄榄（olive，深面为下橄榄核）、前外侧沟（舌下神经经此沟出脑）、橄榄后沟（沟内自上而下依次可见舌咽神经、迷走神经和副神经根丝）。脑桥腹侧面可见基底沟（basilar sulcus，内有基底动脉穿行）、脑桥基底部、小脑中脚（middle cerebellar peduncle）、三叉神经，延髓脑桥沟内依次可见展神经、面神经、前庭蜗神经根丝，延髓、脑桥和小脑交界处形成脑桥小脑三角（pontocerebellar trigone）。中脑腹侧面可见大脑脚（cerebral peduncle，内含下行纤维束）、脚间窝（内侧有动眼神经根出脑）、后穿质。

（2）脑干的背侧面　脑干的背侧面与小脑相连，在其中部（延髓上半部和脑桥）由于中央管的敞开形成第四脑室，室底即菱形窝。延髓上部构成菱形窝的下半，下部可见薄束结节（gracile tubercle，内含薄束核）、楔束结节（cuneate tubercle，内含楔束核）、小脑下脚。脑桥构成菱形窝的上半，可见小脑上脚及上髓帆（其上方有滑车神经出脑）。中脑可见一对上丘（superior colliculus）和一对下丘（inferior colliculus），分别经上丘臂和下丘臂连于内、外侧膝状体。

（3）**第四脑室**（fourth ventricle）　位于延髓、脑桥和小脑之间，近似四棱锥形。其底为菱形窝，尖向后上朝向小脑蚓。向上经中脑水管与第三脑室相通，向下可通延髓和脊髓的中央管。第四脑室顶的前上部由两侧小脑上脚及中央的上髓帆构成，后下部由下髓帆及第四脑室脉络组织构成。第四脑室通过单一的第四脑室正中孔和成对的第四脑室外侧孔与蛛网膜下隙相通，脑室系统内的脑脊液通过这些孔注入蛛网膜下隙的小脑延髓池。**菱形窝**（rhomboid fossa）由延髓和脑桥内的中央管后壁开放形成，外上界为两侧的小脑上脚，外下界自内下向外上依次为薄束结节、楔束结节和小脑下脚。窝的外侧角可见第四脑室外侧隐窝，由外侧隐窝横行向内至中线可见**髓纹**（striae medullares，可作为脑桥和延髓在菱形窝表面的分界线）。纵贯全长的正中沟将菱形窝分为对称的左、右两半。正中沟的两侧，自内而外依次可见内侧隆起（medial eminence）、界沟（sulcus limitans）、前庭区（vestibular area）。紧靠髓纹上方的内侧隆起上可见面神经丘（facial colliculus，其深面含展神经核及面神经膝），髓纹下方则可见舌下神经三角（hypoglossal triangle，内含舌下神经核）和迷走神经三角（vagal triangle，深面含迷走神经背核）。前庭区外侧角有听结节（acoustic tubercle，内含蜗神经背核）。

2. 脑干的内部结构

脑干的内部结构较脊髓更为复杂，主要由灰质和白质构成，同时还出现了大面积的网状结构。脑干灰质的核团可分为脑神经核（与第3~12对脑神经发生联系）和非脑神经核（包括中继核及网状核等）。脑干中的白质主要由长的上行纤维束、下行纤维束和出入小脑的纤维组成。

（1）**脑神经核** 脑神经核根据其性质和功能，在脑干内按照以下规律纵行排列成6个功能柱：在第四脑室室底灰质中，运动性脑神经核柱位于界沟内侧，感觉性脑神经核柱位于界沟外侧；由中线向两侧依次为一般躯体运动核柱、一般内脏运动核柱、一般和特殊内脏感觉核柱和特殊躯体感觉核柱。特殊内脏运动核柱和一般躯体感觉核柱则位于室底灰质（或中央灰质）腹外侧的网状结构内。

① 一般躯体运动核：相当于脊髓前角运动核，自上而下依次为动眼神经核(nucleus of oculomotor nerve)、滑车神经核(nucleus of trochlear nerve)、展神经核（nucleus of abducent nerve）和舌下神经核(nucleus of hypoglossal nerve)，它们发出一般躯体运动纤维分别支配由肌节衍化的眼外肌和舌肌的随意运动（表17-1）。

表17-1 一般躯体运动核

脑神经核	位置	脑神经	功能
动眼神经核	中脑上丘	Ⅲ	支配上睑提肌，上、下、内直肌，下斜肌
滑车神经核	中脑下丘	Ⅳ	支配上斜肌
展神经核	脑桥	Ⅵ	支配外直肌
舌下神经核	延髓	Ⅻ	支配舌肌

② 特殊内脏运动核：位于一般躯体运动核的腹外侧，网状结构内。自上而下依次为三叉神经运动核(motor nucleus of trigeminal nerve)、面神经核(nucleus of facial nerve)、疑核(nucleus ambiguus) 以及副神经核(accessory nucleus)，它们发出特殊内脏运动纤维支配由鳃弓衍化而成的表情肌、咀嚼肌、咽喉肌及胸锁乳突肌和斜方肌等（表17-2）。

表17-2 特殊内脏运动核

脑神经核	位置	脑神经	功能
三叉神经运动核	脑桥	Ⅴ	支配咀嚼肌
面神经核	脑桥	Ⅶ	支配面肌、二腹肌后腹、茎突舌骨肌、镫骨肌
疑核	延髓	Ⅸ，Ⅹ，Ⅺ	支配软腭、咽、喉及食管上部骨骼肌
副神经核	延髓	Ⅺ	支配胸锁乳突肌、斜方肌

③ 一般内脏运动核：又称副交感核，相当于脊髓的骶副交感核。分别为动眼神经副核（accessory nucleus of oculomotor nerve）、上泌涎核(superior salivatory nucleus)、下泌涎核(inferior salivatory nucleus) 和迷走神经背核(dorsal nucleus of vagus nerve)，它们发出一般内脏运动（副交感）纤维管理头、颈、胸、腹部平滑肌和心肌的收缩以及腺体的分泌（表17-3）。

表17-3 一般内脏运动核

脑神经核	位置	脑神经	功能
动眼神经副核	中脑	Ⅲ	支配瞳孔括约肌、睫状肌
上泌涎核	脑桥	Ⅶ	泪腺、下颌下腺、舌下腺的分泌
下泌涎核	延髓	Ⅸ	腮腺的分泌
迷走神经背核	延髓	Ⅹ	支配颈部、胸、腹腔大部分脏器

④ 一般和特殊内脏感觉核：即**孤束核**(nucleus of solitary tract)，接受来自内脏器官、心血管系统的一般内

脏感觉纤维和味觉传入纤维（表 17 - 4）。

表 17 - 4　一般和特殊内脏感觉核

脑神经核	位置	脑神经	功能
孤束核	延髓	Ⅶ，Ⅸ，Ⅹ	味觉和内脏一般感觉

⑤ 一般躯体感觉核：相当于脊髓后角 Ⅰ ~ Ⅵ 层细胞，并与之相连续。分为三叉神经中脑核（mesencephalic nucleus of trigeminal nerve）、三叉神经脑桥核（pontine nucleus of trigeminal nerve）以及三叉神经脊束核（spinal nucleus of trigeminal nerve），它们接受来自头面部皮肤和口、鼻黏膜及眼的一般躯体感觉冲动（表 17 - 5）。

表 17 - 5　一般躯体感觉核

脑神经核	位置	脑神经	功能
三叉神经中脑核	中脑	Ⅴ	咀嚼肌的本体觉
三叉神经脑桥核	脑桥	Ⅴ	头面部触觉
三叉神经脊束核	延髓	Ⅴ	头面部痛、温觉

⑥ 特殊躯体感觉核：分别为前庭神经核（vestibular nuclei）和蜗神经核（cochlear nucleus），接受来自内耳的平衡觉和听觉纤维（表 17 - 6）。

表 17 - 6　特殊躯体感觉核

脑神经核	位置	脑神经	功能
前庭神经核	脑桥、延髓	Ⅷ	平衡觉
蜗神经核	脑桥、延髓	Ⅷ	听觉

（2）非脑神经核（传导中继核，表 17 - 7）

表 17 - 7　非脑神经核

非脑神经核	位置	功能
红核	中脑	调节屈肌的张力和协调运动
黑质	中脑	调节纹状体的功能活动
上橄榄核	脑桥	发出纤维加入外侧丘系
脑桥核	脑桥	联系大脑皮质与小脑
薄束核、楔束核	延髓	中继意识性本体感觉和精细触觉

（3）上行纤维束（表 17 - 8）

表 17 - 8　上行纤维束

上行纤维束	起源	交叉	终核	功能
内侧丘系	对侧薄束核、楔束核	延髓丘系交叉	腹后外侧核	对侧躯干四肢本体感觉、精细触觉
脊髓丘系	脊髓丘脑束	脊髓白质前连合	腹后外侧核	对侧躯干四肢痛温觉、粗触觉
三叉丘系	对侧三叉神经脊束核、三叉神经脑桥核	脑桥、延髓和脊髓上段	腹后内侧核	对侧头面部痛温触压觉
外侧丘系	双侧蜗神经核	脑桥斜方体	内侧膝状体	双侧听觉

（4）下行纤维束（表17-9）

表17-9 下行纤维束

下行纤维束	起源	交叉	终核	支配
皮质脊髓束	中央前回中上部、旁中央小叶前部	锥体交叉	脊髓灰质前角	对侧四肢肌和双侧躯干肌
皮质核束	中央前回下部	脑干相应平面	脑神经运动核	对侧面神经核下半和舌下神经核 双侧动眼神经核、滑车神经核、展神经核、面神经核上半、三叉神经运动核、疑核、副神经核

（5）**网状结构**（reticular formation） 位于延髓、脑桥、中脑的中央灰质以及第四脑室室底灰质的前外侧，脑干被盖内除了明显的脑神经核、中继核和长纤维束以外的广泛区域。网状结构神经纤维交织成网，网眼内散在各种神经细胞核团。网状结构参与形成非特异性的上行激动系统，影响大脑皮质的兴奋性，发出下行网状脊髓束调节躯体运动和内脏活动。

临床病案分析

患者，女，50岁，几个月前，初觉右侧四肢无力，动作不灵活，随后出现说话困难，视物出现重影。检查发现：左眼上睑下垂，瞳孔比右侧大，直接对光反射和调节反射消失。向前平视时，左眼转向外下方。右侧眼裂以下面肌瘫痪，口角向左歪。伸舌时舌尖偏向右侧，无舌肌萎缩。右侧上、下肢痉挛性瘫痪，腱反射亢进，Babinski 征阳性。

思考：

1. 请分析该病例损伤结构并解释相关症状。

2. 该患者病变的部位可能在何处？

解析： 1. 可能损伤的结构包括：左动眼神经、左侧锥体束（即左侧皮质核束、左侧皮质脊髓束）。正常情况下，动眼神经核位于中脑上丘高度，导水管周围灰质的腹侧部。此核接受双侧皮质核束纤维的传入，发出一般躯体运动纤维穿脚间窝外侧壁出脑参与构成动眼神经，支配眼的上、下、内直肌及下斜肌和上睑提肌的运动。动眼神经副核发出纤维加入动眼神经，支配睫状肌和瞳孔括约肌的收缩，以调节晶状体的曲度和缩小瞳孔。锥体束包括两部分：皮质核束（又称皮质延髓束）和皮质脊髓束。皮质脊髓束在锥体下端，大部分纤维交叉至对侧，形成称皮质脊髓侧束（支配对侧肢体骨骼肌）和皮质脊髓前束（支配双侧躯干肌）。皮质核束纤维支配双侧动眼神经核、滑车神经核、展神经核、三叉神经运动核、面神经核上部（支配额肌和眼轮匝肌）、疑核和副神经核及对侧面神经核下部（支配口周围肌、颊肌等）和舌下神经核，分别支配面下部表情肌和舌肌。本病例中：左侧动眼神经损伤致左眼上、下、内直肌及下斜肌和上睑提肌、睫状肌和瞳孔括约肌瘫痪，故患者表现为左眼上睑下垂，瞳孔比右侧大，直接对光反射和调节反射消失，向前平视时，左眼转向外下方，视物出现重影。左侧皮质核束损伤致右侧面神经核下部和舌下神经核支配的面下部表情肌和舌肌功能障碍，表现为右侧眼裂以下面肌瘫痪，口角向左歪。伸舌时舌尖偏向右侧，无舌肌萎缩，因口周围肌、颊肌、舌肌等瘫痪而致说话困难。左侧皮质脊髓束损伤致右侧肢体肌瘫痪，表现为右侧上、下肢痉挛性瘫痪，腱反射亢进，Babinski 征阳性，出现右侧四肢无力，动作不灵活。

　　2. 根据上述损伤结构分析，可判断此病例损伤部位位于左侧中脑上丘平面大脑脚底处，为典型的左侧大脑脚底综合征（亦称动眼神经交叉性偏瘫征或 Weber 综合征）。中脑上丘平面的结构配布特点：大脑脚由黑质和脚底组成，脚底中间 3/5 是锥体束纤维，内侧 1/5 是额桥束的纤维，外侧 1/5 是顶、枕、颞桥束的纤维。上丘的深面为上丘核，其细胞分层排列。在中央灰质腹侧有动眼神经副核和动眼神经核，发出纤维形成动眼神经向腹侧经红核出脚间窝，在被盖部有红核，其外侧是内侧丘系、脊丘系、外侧丘系。本病例可为大脑脚底内的局部病变所致，也可以因外部压迫（如小脑幕切迹疝）引起。

（中南大学　王　慧）

第三节　端　脑

重点	端脑的外形和分叶、大脑皮质功能定位、内部结构。
难点	大脑皮质内部结构。
考点	端脑的外形和分叶、大脑皮质功能定位、内部结构。

速览导引图

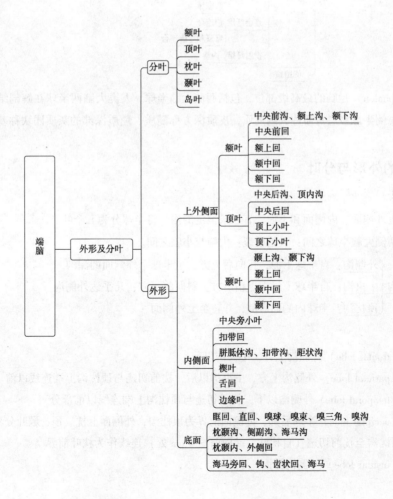

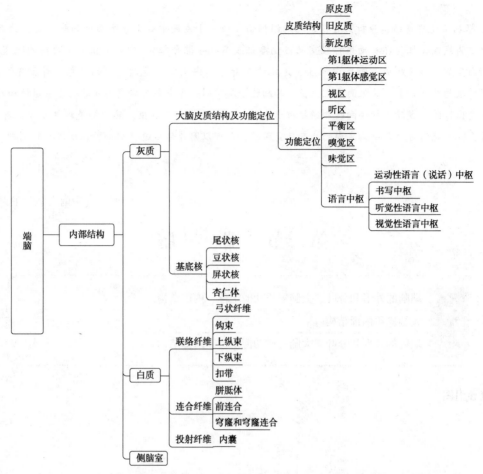

端脑(telencephalon)是脑的最高级部位，包括两侧大脑半球。人类大脑两半球在解剖结构和功能上都表现出不对称性。每侧半球表层灰质称大脑皮质，皮质深方称髓质。髓质深部的灰质团块称基底核，半球的内腔为侧脑室。

一、端脑的外形与分叶

（一）外形

每个半球有上外侧面、内侧面和下面，有三条恒定的沟，将半球分为五个叶。

大脑纵裂：两侧大脑半球之间；大脑横裂：大脑与小脑之间。

三条恒定的沟 {
外侧沟：自半球下面，行向后上方，至半球上外侧面的深沟
中央沟：自半球上缘中点稍后方，斜向前下方，几乎达外侧沟
顶枕沟：半球内侧面后部，并转至上外侧面
}

（二）分叶

五叶 {
额叶（frontal lobe）外侧沟上方，中央沟以前
顶叶（parietal lobe）外侧沟上方，中央沟以后，枕前切迹与顶枕沟上端连线以前
颞叶（temporal lobe）外侧沟以下，枕前切迹与顶枕沟上端连线以前部分
枕叶（occiptal lobe）半球后部，内侧面前界为顶枕沟，外侧面上枕、顶、颞叶分界以
　　顶枕沟至枕前切迹（自枕叶后端向前约4 cm处）连线作为枕叶前界
岛叶（insular lobe）外侧沟深面
}

（三）各叶主要沟回

1. 上外侧面

额叶
- 中央前沟、额上沟、额下沟（在中央前沟前方还有两条大致水平走向的沟，上方者为额上沟，下方者为额下沟）。
- 中央前回：中央沟与中央前沟之间
- 额上回：额上沟以上
- 额中回：额上沟与额下沟之间
- 额下回：额下沟以下

顶叶
- 中央后沟、顶内沟（在中央后沟上、中 1/3 交界处，大致水平向后）
- 中央后回：中央沟与中央后沟之间
- 顶上小叶：顶内沟与大脑上缘之间
- 顶下小叶：顶内沟以下的区域，分为包绕外侧沟后端的缘上回和围绕颞上沟末端的角回

颞叶
- 颞上沟、颞下沟：与外侧沟大致平行
- 颞上回：颞上沟与外侧沟之间
- 颞中回：颞上沟与颞下沟之间
- 颞下回：颞下沟与大脑下缘之间

2. 大脑内侧面与底面的沟回

内侧面
- 中央旁小叶：中央前、后回向大脑内侧面的延续部分
- 扣带回：胼胝体沟与扣带沟之间
- 距状沟：位于胼胝体后下方呈弓形向后至枕叶后端
- 胼胝体沟：沿胼胝体背侧的沟
- 扣带沟：胼胝体沟上方相平行的沟
- 楔叶：距状沟与顶枕沟之间
- 舌回：距状沟下方皮质
- 边缘叶：隔区（胼胝体下区、终板旁回）、扣带回、海马旁回、海马、齿状回

底面
- 额叶下面：眶回（嗅沟外侧）、直回（嗅沟内侧）、嗅沟、嗅球（额叶下面纵行）、嗅束、嗅三角
- 枕颞沟：侧副沟外下方平行的沟
- 侧副沟：枕叶和颞叶的下面纵行的沟
- 海马沟：海马旁回上缘的沟
- 枕颞外侧回：枕颞沟与大脑下缘之间
- 枕颞内侧回：枕颞沟与侧副沟之间
- 海马旁回：位于侧副沟的内侧
- 钩：海马旁回前端的弯曲
- 齿状回：海马沟内有一锯齿状的皮质窄条 } 海马结构
- 海马：齿状回外侧的一部分皮质卷入侧脑室下角 } 海马结构

二、大脑皮质功能定位

根据皮质构筑的特点，可将其分为许多区。常应用 Brodmann 的 52 分区法。身体各部的感觉冲动经传入

神经传至大脑皮质，在此分析和整合，产生特定的感觉，维持觉醒状态，进行学习和记忆。并且产生运动冲动，传向外周，控制机体的活动，应答内外环境的刺激。在大脑皮质上，特定功能多相对集中于特定部位，即皮质的功能区。大脑皮质的功能区可分为感觉区（感觉中枢）、运动区（运动中枢）。大脑皮质主要的功能定位如下。

（一）第 1 躯体运动区

1. 位置

中央前回、中央旁小叶前部（包括 4、6 区）。

2. 特点

投影区呈倒置人形，但头部是正的。

一侧运动区支配对侧肢体的运动，但躯干固有肌、咽喉肌、咀嚼肌、眼球外肌以及睑裂以上面肌等是双侧支配。

皮质上身体各部投影的大小与该部功能的重要性和复杂程度相关。

此区主要接受来自中央后回和背侧丘脑腹前核、腹外侧核、腹后核的纤维，发出纤维组成锥体束，至脑干一般躯体运动核、特殊内脏运动核和脊髓前角，控制骨骼肌运动。第 II 躯体运动区位于外侧沟的上壁，与中央前、后回相续，此区仅有上、下肢运动的代表区，刺激此区可诱发双侧肢体运动。补充运动区位于半球内侧面中央旁小叶前方，即 Brodmann 第 6 区和第 8 区一部分，与姿势调节有关。

（二）第 1 躯体感觉区

1. 位置

中央后回、中央旁小叶后部（3、1、2 区）。

2. 特点

身体各部在该区投影呈倒置人形，但头部是正置的。

交叉管理。

身体各部在该区投影范围的大小取决于该部感觉的敏感程度，如手指、唇、舌等，代表区较大。

第 I 躯体感觉区损伤时，本体感觉和精细触觉消失，但因间脑可感知粗略的浅感觉等，患者仍能感知温度觉、痛觉和粗略触觉。

（三）视区

枕叶内侧面距状沟的两侧皮质（17 区）。该区接受外侧膝状体中继的同侧视网膜颞侧半和对侧视网膜鼻侧半的视觉冲动，产生视觉。视区损伤时，可出现双眼对侧同向性偏盲。

（四）听区

颞叶外侧沟下壁的颞横回（41、42 区）。听区接受内侧膝状体中继的听觉冲动。一侧听区皮质接受双侧的听觉冲动，但以对侧者为主。单侧听区的损伤，不致引起全聋。

（五）平衡区

中央后回下端头面部代表区附近。

（六）嗅觉区

人类嗅觉皮质不发达，海马旁回的钩附近（34 区）。

（七）味觉区

中央后回下端岛盖部（43 区），即头面部感觉区的下方。

（八）语言中枢书写中枢 （8 区）

运动性语言（说话）中枢（44、45 区）：额下回后部，受损产生运动性失语。

书写中枢（8 区）：额中回后部，受损产生失写症。

听觉性语言中枢（22 区）：颞上回后部，受损产生感觉性失语。

视觉性语言中枢（39 区）：角回，受损产生失读症。

语言中枢（speech center）是人类大脑皮质特有的区域，集中在优势半球上。优势半球是在人类社会历史发展过程中形成的。左侧大脑半球主要与语言、意识、数学分析等密切相关，而右侧大脑半球主要感知音乐、图形和时空等，两者互相协调和配合，以完成各种高级的神经和精神活动。临床实践证明，善用右手（右利）者语言中枢在左侧半球，大部分善用左手（左利）者其语言中枢也多在左侧半球，只有一部分人左利者，其语言中枢在右侧半球。四个语言中枢并不是孤立的，它们的功能除与联络纤维、连合纤维有关外，与丘脑间存在联系。

三、端脑内部结构

（一）大脑皮质

根据进化，大脑皮质可分为原皮质、旧皮质和新皮质（其余皮质）。鱼类和两栖类的端脑主要接受嗅觉，自高级爬行类开始出现非嗅性皮质。人类古、旧皮质仅为 4%，位于大脑半球腹内侧部。高等哺乳类动物的新皮质很发达，人类大脑新皮质约占 96%，表面积约为 2200 cm^2，1/3 露于大脑表面，2/3 位于大脑沟壁和沟底。

大脑皮质 { 原皮质：海马、齿状回 旧皮质：嗅脑 } 3 层结构
新皮质：6 层结构

大脑皮质各处厚薄不一，中央前回约 4.5 mm，枕叶的视区仅 1.5 mm，平均约 2.5 mm。大脑皮质的细胞呈垂直柱状排列，称皮质柱，被视为大脑皮质的基本单位。皮质柱由传出神经元、中间神经元和传入纤维组成，贯穿皮质全层。新皮质自浅入深可分为 6 层：① 分子层；② 外颗粒层；③ 外锥体细胞层；④ 内颗粒层；⑤ 内锥体细胞层；⑥ 多形细胞层。古皮质和旧皮质分为分了层、锥体细胞层和多形细胞层。大脑皮质各层细胞相互联系，构成复杂的神经微环路，除接受信息和发送指令外，还分析、整合和贮存信息。

（二）基底核

位于白质内，靠近大脑半球的底部。

1. 纹状体

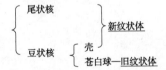

尾状核 ⎱ 新纹状体
豆状核 ⎰ 壳
苍白球—旧纹状体

2. 屏状核

位于岛叶皮质与豆状核之间的薄层灰质板，纤维联系和功能不清楚。

3. 杏仁体

位于海马旁回钩的深面、侧脑室下角前端。属于边缘系统，与情绪、内分泌、内脏活动相关。

尾状核（caudate nucleus），为呈 "C" 形的圆柱体，弯绕背侧丘脑外侧份周围，全长伴随侧脑室。尾状核前部膨大，称尾状核头，背面突向侧脑室前角；中部稍细，称尾状核体，沿背侧丘脑的背外侧缘延伸，突向侧脑室中央部；下部逐渐变细，称尾状核尾，自背侧丘脑后端向腹侧弯曲，沿侧脑室下角的顶前行，末端与杏仁体相连。

豆状核(lentiform nucleus),形似扁豆,位于岛叶深方、内囊外侧。此核前部与尾状核头相连,其余部分借内囊与豆状核和背侧丘脑相分隔。在水平切面上,豆状核呈三角形,被两个白质板分为3部:外侧部最大,称壳,内侧两部分称苍白球。

豆状核和尾状核合称纹状体。壳和尾状核合称新纹状体;苍白球称为旧纹状体。纹状体是锥体外系的重要组成部分,主要功能是调节肌张力和协调骨骼肌运动。

纹状体功能障碍可导致运动异常和肌张力改变。其中一类主要表现为运动过多和肌张力低下,如舞蹈病,临床特征为不自主的舞蹈样动作、肌张力降低,肌力减弱、自主运动障碍和情绪改变。另一类主要表现为运动减少和肌张力亢进,如帕金森病,患者以静止性震颤、运动迟缓、肌强直和姿势步态异常为主要特征。帕金森病主要病变位于黑质,多巴胺减少,导致黑质 – 纹状体系统功能异常。

(三) 侧脑室

脑室中最大,位于大脑半球,形状不规则,腔内含脑脊液。

1. 位置

大脑半球内部的腔隙,内含脑脊液。

2. 分部

位于大脑半球腹内侧部。

前角:伸入额叶的部分。

后角:伸入枕叶的部分。

下角:伸入颞叶的部分。

中央部:伸入顶叶的部分。

3. 连通

经室间孔与第三脑室相通。

(四) 大脑半球的髓质

1. 联络纤维

联系同侧半球内部各回与叶间的纤维。

弓状纤维:联系相邻脑回。

钩束:勾绕外侧沟底,连接额、颞两叶的前部。

上纵束:位于岛叶和豆状核的上方,连接额、顶、枕、颞四叶。

下纵束:沿侧脑室下角和后角的外侧壁走行,连接枕、颞叶。

扣带:位于扣带回和海马旁回的深面,连接边缘叶的纤维束。

2. 连合纤维

连接左、右大脑半球皮质的纤维。

胼胝体:连接两侧半球广泛区域,构成大脑纵裂底以及侧脑室前角、中央部和后角的上壁。分为嘴、膝、干、压部。

前连合:连接左、右嗅球和两侧颞叶,在正中矢状切面上,前连合位于胼胝体嘴、终板和穹窿交会处,纤维断面聚成卵圆形。

穹窿和穹窿连合:由海马伞向后上方弯曲形成,弓形向上走行于胼胝体下面,其中部分纤维越中线交叉至对侧穹窿,形成穹窿连合。

3. 投射纤维

由联系大脑皮质与皮质下结构间的上、下行纤维组成,大部分通过内囊。

1. 位置

位于丘脑、尾状核与豆状核之间，水平切面呈向外开放的"V"形。

2. 内囊的分部及各部所通过的纤维束

（1）内囊前肢　位于豆状核与尾状核之间，有额桥束、丘脑前辐射通过。

（2）内囊膝　前、后肢会合部，有皮质核束通过。

（3）内囊后肢　位于豆状核与丘脑之间，有皮质脊髓束、皮质红核束、丘脑中央辐射、顶枕颞桥束、视辐射、听辐射通过。

内囊损伤（三偏综合征）
- 对侧偏身瘫痪（锥体束损伤）
- 对侧偏身感觉丧失（丘脑中央辐射损伤）
- 双眼视野对侧半的同向偏盲（视辐射损伤）

四、嗅脑

位于端脑底部，包括嗅球、嗅束、嗅三角和海马旁回钩等。人类嗅脑不发达。

五、边缘系统

又称内脏脑，由边缘叶和与之联系密切的皮质下结构，如杏仁体、下丘脑、背侧丘脑前核群和中脑被盖区的一些结构等共同组成。与内脏活动、情绪反应、性功能及记忆等有关，在维持个体生存及延续后代等方面起重要作用。

临床病案分析

60 岁老年女性，今晨晨起时发现左侧半身瘫痪、视野缺损。检查发现：双眼右侧视野同向偏盲、口角右歪、伸舌偏左；左侧上、下肢肌力 2 级（正常 5 级），左侧上下肢肌张力增高，左侧腱反射亢进，无明显肌肉萎缩；左半身（包括头面部）感觉消失；左侧病理反射（＋）。

思考： 请分析该病例损伤结构、该结构的组成及结构特点并解释相关症状。

解析： 可能损伤的结构：右侧内囊，损伤结构包括：右侧锥体束、右丘脑中央辐射、右视辐射。

内囊为位于尾状核、背侧丘脑与豆状核之间的白质层。在端脑的水平切面，内囊呈尖端向内侧的"＞＜"字形，可分为三部。

（1）内囊前肢：位于豆状核与尾状核头之间，有额桥束通过。

（2）内囊后肢：在豆状核与背侧丘脑之间，有皮质脊髓束和丘脑中央辐射通过，后肢的后部及后下部还分别有视辐射和听辐射通过。

（3）内囊膝：为前、后脚汇合处形成的钝角，有皮质核束通过。

内囊后肢皮质脊髓束受损时出现对侧肢体骨骼肌瘫痪，即为"偏瘫"（上、下肢硬瘫）；内囊膝皮质核束损伤后引起对侧舌下神经及面神经核上瘫，但舌肌不萎缩，内囊后肢丘脑中央辐射损伤后引起对侧感觉消失；内囊后肢视辐射损伤引起对侧视野缺失即"偏盲"，如此即"三偏"。

（中南大学　李昌琪）

第四节　小　　脑

> | | |
> |---|---|
> | **重点** | 小脑的位置、外形和分叶、功能和纤维联系；小脑扁桃体的位置及临床意义；通过小脑脚纤维的起止。 |
> | **难点** | 小脑的分叶；通过小脑脚纤维的起止。 |
> | **考点** | 小脑的位置、外形、分叶、功能和纤维联系；小脑扁桃体的位置及临床意义；通过小脑脚纤维的起止。 |

速览导引图

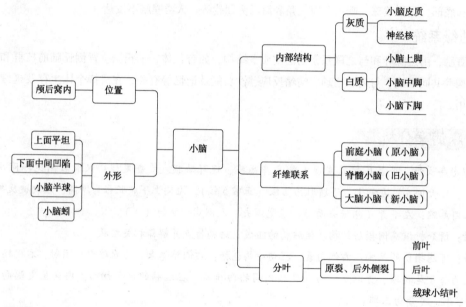

一、位置

小脑（cerebellum）：位于颅后窝内，前方借小脑上、中、下脚与脑干相连，上方隔小脑幕与端脑的枕叶相邻。

二、外形

外形上面平坦，下面的中间部凹陷。

1. 小脑半球（cerebellum hemispheres）

两侧膨大的部分。

2. 小脑蚓（vermis）

中间较狭窄的部分。下面自前向后依次为小结（nodule）、蚓垂、蚓锥体和蚓结节。小结向两侧以绒球脚与位于小脑半球前缘的绒球（flocculus）相连。

3. 小脑扁桃体（tonsil of cerebellum）

在蚓垂两旁，小脑半球向下的膨隆部分。

4. 原裂（primary fissure）

小脑上面前、中 1/3 交界处的一略呈"V"字形的深沟。

5. 后外侧裂（posterolateral fissure）

小脑下面的绒球和小结后方的深沟。

三、分叶

根据原裂、后外侧裂和小脑的发生，可将小脑分为前叶、后叶和绒球小结叶。

1. 前叶（anterior lobe）

小脑上面的原裂以前的皮质结构。又称旧小脑、脊髓小脑。

2. 后叶（posterior lobe）

小脑上面的原裂以后的大部分皮质结构（不包括蚓垂和蚓锥体等）。也称新小脑、大脑小脑。

3. 绒球小结叶（flocculonodular lobe）

小脑下面的前部，由小脑半球的绒球和小脑蚓前端的小结构成。也称原小脑、前庭小脑。

四、内部结构

（一）灰质

1. 小脑皮质

为小脑浅层的灰质。由浅至深依次为分子层、梨状细胞层和颗粒层3层。

2. 小脑核

包埋于髓体内的灰质核团，从内侧向外侧依次为：顶核（fastigial nucleus）、球状核（globose nucleus）、栓状核（emboliform nucleus）和齿状核（dentate nucleus）。

（1）球状核和栓状核合称为中间核，属于旧小脑。

（2）顶核位于第四脑室顶的上方，小脑蚓的白质内，属于原小脑。

（3）齿状核位于小脑半球的白质内，最大，呈皱缩的口袋状，属于新小脑。

（二）白质

出入小脑的纤维主要形成小脑上、中、下脚

1. 小脑下脚（inferior cerebellar peduncle）

连于小脑与延髓、脊髓之间。

2. 小脑中脚（middle cerebellar peduncle）

连于小脑与脑桥之间，为3个小脑脚中最粗大者。

3. 小脑上脚（superior cerebellar peduncle）

连于小脑与中脑、间脑之间。

五、纤维联系与功能

1. 前庭小脑（原小脑）

主要接受来自同侧前庭神经节和前庭神经核发来的纤维，经小脑下脚进入小脑至前庭小脑。传出纤维经顶核中继或直接经小脑下脚终止于前庭神经核和网状结构，再发出纤维通过前庭脊髓束和内侧纵束，至脊髓灰质的前角运动神经元和脑干的支配眼球外肌运动的脑神经核，以协调眼球运动和维持身体平衡等。

2. 脊髓小脑（旧小脑）

主要接受脊髓小脑前、后束的纤维，分别经小脑上脚和下脚进入小脑至脊髓小脑。传出纤维经中间核和顶核中继后，发出纤维至前庭神经核、网状结构和红核，再通过前庭脊髓束、网状脊髓束和红核脊髓束，终止于脊髓灰质的前角运动神经元，以调节肌张力。

3. 大脑小脑（新小脑）

主要接受来自对侧脑桥核发出的纤维，经小脑中脚进入小脑至大脑小脑。传出纤维经齿状核中继后，经小脑上脚进入对侧的红核和背侧丘脑的腹前核、腹外侧核（腹中间核），再发出纤维投射至大脑皮质的躯体运动区，最后经皮质脊髓束下行至脊髓灰质的前角运动神经元，以控制骨骼肌的随意、精细运动。

第五节　间　脑

重点	间脑的位置、分部；第三脑室的位置与连通；特异性中继核团的名称、纤维联系和功能；下丘脑的主要核团及其与垂体的关系。
难点	特异性中继核团的纤维联系和功能；下丘脑的主要核团及其与垂体的关系。
考点	间脑的分部；第三脑室；特异性中继核团的名称、纤维联系；下丘脑的主要核团。

速览导引图

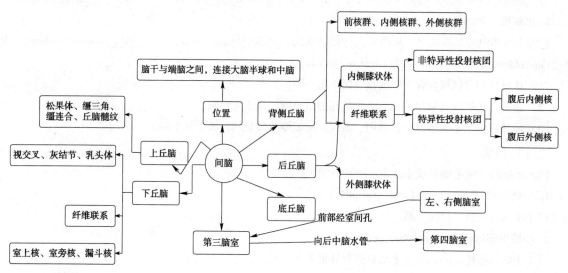

一、位置

位于脑干与端脑之间，连接大脑半球和中脑。由于大脑半球高度发达而掩盖了间脑的两侧和背面，仅部分腹侧部露于脑底。

二、分部

背侧丘脑、后丘脑、上丘脑、下丘脑和底丘脑等5个部分。

三、背侧丘脑

为一对卵圆形灰质团块。

（一）外形

1. 前端

丘脑前结节。

2. 后端

丘脑枕。

3. 内侧

（1）丘脑间粘合 - 连接两侧丘脑的灰质横桥。

（2）下丘脑沟 自室间孔走向中脑水管的浅沟，是背侧丘脑与下丘脑的分界线。

4. 背外侧

与尾状核为邻。

5. 背内侧

构成侧脑室前角的底。

（二）内部结构

1. 三大核群

通过"Y"字形内髓板，将丘脑分为前核群、内侧核群、外侧核群。外侧核群又分为背、腹层

（1）背层 背外侧核、后外侧核及枕。

（2）腹层 腹前核、腹外侧核、腹后核。腹后核分为腹后内侧核、腹后外侧核。

2. 纤维联系

（1）非特异性投射核团（古丘脑） 包括中线核、板内核、网状核。

接受嗅脑，脑干网状结构传入纤维。发出纤维弥散投射到大脑皮质广泛区域，构成上行网状激动系统，维持清醒状态。

（2）特异性中继核团（旧丘脑）

①腹前核、腹外侧核：接受小脑齿状核、苍白球、黑质传入纤维，经它们投射至躯体运动中枢，调节躯体运动。

②腹后内侧核：接受三叉丘系和孤束核发出的味觉纤维。

③腹后外侧核：接受内侧丘系和脊髓丘系的纤维。

④腹后核发出纤维投射至中央后回躯体感觉中枢。

主要功能：是充当脊髓或脑干等的特异性上行传导系统的转接核。由这些核发出纤维将不同感觉信息转送到大脑的特定区，产出具有意识的感觉。

（3）联络性核团（新丘脑） 包括前核、内侧核和外侧核的背侧组。

①不直接接受上行传导束，但与丘脑其他核团，与大脑皮质等均有丰富的纤维联系。

②参与脑的高级神经活动，能汇聚躯体和内脏的感觉信息及运动信息，具有情感意识的辨别分析能力，还参与学习记忆活动。

四、后丘脑

后丘脑的组成及各部的位置，纤维联系和功能

组成	位置	接受纤维	发出纤维至	功能
内侧膝状体	位于丘脑后下方	下丘臂听觉纤维	颞叶听觉中枢	（视、听觉）特异
外侧膝状体	顶盖的上方	视束的视觉纤维	枕叶视觉中枢	性中继核

五、上丘脑

1. 位置

位于第三脑室顶的周围。

2. 组成

包括松果体、缰三角、缰连合和丘脑髓纹。

（1）松果体　为内分泌腺，可产生褪黑激素，具有抑制性腺和调节生物钟的功能。16 岁以后的松果体钙化，可作为影像诊断颅腔内占位性病变的定位标志。

（2）丘脑髓纹为位于背侧丘脑的背侧面和内侧交界处的一束纵行纤维，来自隔核，向后方止于缰三角内的缰核。

六、底丘脑

间脑与中脑之间的移行区，内含有底丘脑核。与纹状体、黑质、红核等有密切的纤维联系，属于锥体外系的重要结构。

七、下丘脑

1. 位置

背侧丘脑下方，构成第三脑室侧壁的下半和底壁。

2. 外形

内面观　下丘脑沟。前端达室间孔，后端至中脑水管。借此沟与背侧丘脑分界。

（2）脑底面（前→后）

①视交叉：前上方连接终板。

②灰结节：视交叉后方的圆凸灰质块。

漏斗：灰结节向下方形成的中空圆锥部分。

正中隆起：围绕漏斗基部的灰质部分，隆起称正中隆起。

垂体：连于漏斗的下端。

③乳头体：灰结节后方的一对圆形隆起。

3. 分区与核团

（1）由内向外分为　室周带，内侧带和外侧带。

（2）由前向后分为

①视前区。

②视上区：视上核、室旁核。

③结节区：漏斗核。

④乳头体区：乳头体核。

4. 下丘脑的纤维联系

（1）传入纤维

①前脑内侧束：起自端脑边缘系统的隔核和嗅脑，经下丘脑的外侧区至中脑被盖，与下丘脑有往返的纤维联系。

②穹窿：是下丘脑最粗大的传入纤维束，起自海马，止于乳头体核。

③经脑干和脊髓传导的躯体和内脏信息，主要经网状结构中继到达下丘脑。

（2）传出纤维

①视上垂体束和室旁垂体束：分别起自视上核和室旁核，将下丘脑的神经内分泌神经元产生的后叶加压素（抗利尿激素）和催产素运输至正中隆起或垂体后叶（神经垂体），再经垂体后叶的血管运送至靶器官。

②结节漏斗束或结节垂体束：起自漏斗核和下丘脑基底内侧部的一些神经元，止于正中隆起的毛细血管，将各种激素释放因子或抑制因子，经垂体门脉系统运送至垂体前叶，控制垂体前叶的内分泌功能。

③乳头丘脑束和乳头被盖束：分别自乳头体核投射至丘脑前核群和中脑被盖，前者与大脑皮质扣带有往

返的纤维联系。

④下丘脑－脑干、脊髓纤维：自室旁核至迷走神经背核和脊髓侧角；背侧纵束自室周灰质至中脑中央灰质和被盖。

5. 下丘脑的功能

(1) 是调节内脏活动和内分泌的皮质下中枢，通过自主神经系及内分泌系统调节体温、摄食、生殖、水盐平衡等。

(2) 下丘脑与边缘系统有密切联系，从而参与情绪行为的调节，如发怒和防御反应等。

(3) 视交叉上核与人类昼夜节律有关，具有调节昼夜节律功能。

八、第三脑室

（一）位置

位于两侧背侧丘脑、下丘脑之间正中矢状面的狭窄腔隙。

(1) 顶为脉络组织，可突入室腔形成第三脑室脉络丛，并经室间孔与侧脑室脉络丛相连。

(2) 底为视交叉、灰结节、漏斗和乳头体。

(3) 前界为终板，后界为松果体。

(4) 两侧为背侧丘脑和下丘脑。

（二）交通

(1) 前部→室间孔→左、右侧脑室。

(2) 向后→中脑水管→第四脑室。

（新疆医科大学　陈胜国）

第十八章 神经系统的传导通路

第一节 感觉传导通路

重点	感觉（上行）传导通路（四大丘系）的组成、各级神经元胞体及纤维束在中枢内的位置及交叉平面和皮质投射区；视觉传导通路和瞳孔对光反射通路的组成。
难点	感觉传导通路不同部位损伤所出现症状的分析。
考点	感觉传导通路的组成、各级神经元所在的位置、损伤后症状的分析。

速览导引图

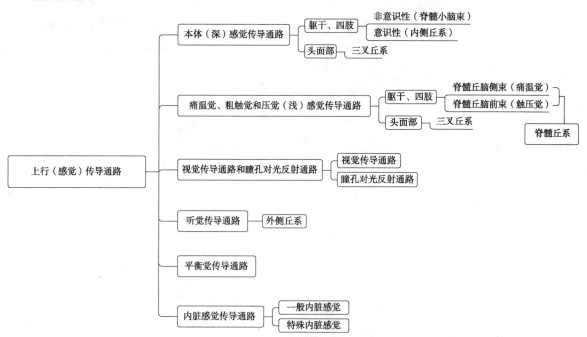

一、本体感觉传导通路

定义：本体感觉也称深感觉，传导来自肌、腱、关节等器官在不同状态如运动或静止时产生的感觉，包括位置觉、震动觉和运动觉。躯干和四肢本体感觉传导通路包括意识性本体感觉传导通路（传递到大脑皮质产生意识）和非意识性本体感觉传导通路（传递到小脑不产生意识）。

（一） 躯干和四肢的意识性本体感觉传导通路

1. 组成

该通路由 3 级神经元组成。**第 1 级神经元**位于脊神经节内，周围突分布至本体感受器和皮肤精细触觉感受器，中枢突经脊神经后根的内侧部入脊髓后索上升。来自胸 5 以下传递躯干下部和下肢的纤维在后索的内侧排列形成薄束，来自胸 4 以上传递躯干上部和上肢的纤维在后索的外侧排列形成楔束。薄束和楔束在脊髓后索上行终止于延髓下段的薄束核和楔束核（**第 2 级神经元**），其轴突向前绕过中央灰质的腹侧，在中线处左右完全交叉形成内侧丘系交叉，交叉后的纤维改称内侧丘系，止于背侧丘脑的腹后外侧核（**第 3 级神经元**），发出纤维参与组成丘脑中央辐射，经内囊后肢主要投射到大脑皮质中央后回的中、上部和中央旁小叶后部（3、1、2 区），部分纤维投射中央前回。

2. 功能

传递躯干和四肢的位置觉、震动觉和运动觉，以及皮肤的精细触觉（通过触摸能辨别物体纹理的粗细以及辨别两点之间的距离）。

3. 损伤

在内侧丘系交叉以下部位损伤症状出现在同侧，而在交叉以上各部位的损伤症状出现在对侧，表现为患者闭眼时不能确定关节的位置和运动的方向以及不能辨别两点之间的距离等，称之为感觉性共济失调。

（二） 躯干和四肢的非意识性本体感觉传导通路

又称反射性深感觉传导路，为传至小脑皮质的本体感觉。

1. 组成

由两级神经元组成。传导躯干下部和下肢的本体感觉第 1 级神经元为脊神经节，其周围突分布于肌、腱和关节的本体感觉感受器，中枢突经脊神经后根的内侧部入脊髓终止于胸核和腰骶膨大第 Ⅴ～Ⅶ层的神经元（第 2 级神经元）。胸核发出的第 2 级纤维在同侧脊髓外侧索组成脊髓小脑后束，向上经小脑下脚进入旧小脑皮质；腰骶膨大第 Ⅴ～Ⅶ层发出的第 2 级纤维组成对侧和同侧的脊髓小脑前束，上行经小脑上脚进入旧小脑皮质。传导上肢和颈部的本体感觉第 2 级神经元胞体位于颈膨大部的第 Ⅵ～Ⅶ层和延髓的楔束副核，这两处神经元发出第二级纤维经小脑下脚进入旧小脑皮质。

2. 功能

传递非意识性本体感觉。

3. 损伤

该传导束损伤的表现与意识性本体感觉传导通路损伤类似，不同的是后者的症状可以被视觉纠正，即睁眼时症状消失。

二、痛、温度和粗略触觉传导通路

（一） 躯干、 四肢的痛温觉和粗略触觉传导通路

1. 组成

由 3 级神经元组成。第 1 级神经元为脊神经节，其周围突分布于躯干、四肢皮肤内的感受器；中枢突经后根外侧部进入脊髓，终止于后角（第 2 级神经元）；第 2 级神经元胞体主要位于第 Ⅰ、Ⅳ、Ⅴ层，这些神经元发出纤维经白质前连合上行 1～2 个节段后交叉在对侧的外侧索和前索内上行，组成脊髓丘脑侧束和脊髓丘脑前束，终止于背侧丘脑腹后外侧核（为第 3 级神经元），其轴突参与组成丘脑中央辐射，经内囊后肢投射到中央后回的中、上部和中央旁小叶后部（3、1、2 区）。

2. 功能

传递躯干、四肢的痛温觉和粗略触觉。

3. 损伤

脊髓内肿瘤压迫该束，痛温觉障碍从身体对侧上半身逐渐波及下半身，脊髓外肿瘤压迫，情况相反。

（二）头面部的痛觉和触压觉传导通路

1. 组成

由3级神经元组成。第1级神经元位于三叉神经节内，其周围突分布至头面部皮肤和口、鼻黏膜感受器，中枢突组成三叉神经感觉根入脑桥，止于三叉神经脑桥核和三叉神经脊束核（第2级神经元），其轴突交叉至对侧组成三叉丘系，止于背侧丘脑腹后内侧核（第3级神经元），发出纤维参与组成丘脑中央辐射，经内囊后肢投射到中央后回的下部。

2. 功能

传递头面部的痛觉和触压觉。

3. 损伤

若三叉丘系及以上部位损伤，表现为对侧头面部痛温觉和触压觉障碍；若三叉丘系及以下部位损伤，表现为同侧头面部痛温觉和触压觉障碍。

三、视觉传导路和瞳孔对光反射通路

（一）视觉传导路

1. 组成

由3级神经元组成。视网膜双极细胞为第1级神经元，第2级神经元为节细胞，其轴突经视神经管入颅腔，形成视交叉后延为视束，视交叉由来自双眼视网膜鼻侧半的纤维组成，而视网膜颞侧半的纤维不交叉，交叉与不交叉的纤维组成视束。因此，左侧视束含有双眼左侧半视网膜的纤维，右侧视束含有双眼右侧半视网膜的纤维。视束的纤维主要止于外侧膝状体(第3级神经元)，由外侧膝状体发出纤维组成视辐射，经内囊后肢投射到距状沟上下的视区皮质。眼球固定向前平视所能看到的范围称为**视野**，光线经眼的屈光装置，来自颞侧视野的物像投射到鼻侧半视网膜，而鼻侧视野的物像投射到颞侧半视网膜。

2. 功能

传递视觉。

3. 损伤

视觉传导通路不同部位损伤，将表现出不同的视野缺失。① 一侧视神经损伤可致该侧眼视野全盲；② 视交叉中交叉纤维损伤可致双眼视野颞侧半偏盲；③ 一侧视交叉外侧部的不交叉纤维损伤，则患侧眼视野的鼻侧半偏盲；④ 一侧视束及以上的视觉传导路（视辐射、外侧膝状体、视区皮质）受损，可致双眼对侧半视野同向性偏盲，如右侧受损则右眼视野鼻（左）侧半和左眼视野颞（左）侧半偏盲。

（二）瞳孔对光反射通路

光照一侧眼瞳孔引起双眼瞳孔缩小的反应称为瞳孔对光辐射，光照侧瞳孔缩小为直接对光反射；光未照侧瞳孔缩小为间接对光反射。

1. 组成

在视觉传导通路中，视束的部分纤维经上丘臂至顶盖前区，与顶盖前区的细胞形成突触。顶盖前区为对光反射中枢，发出的纤维与双侧动眼神经副核联系，动眼神经副核发出纤维经动眼神经进入眶内，止于睫状神经节，后者发出的节后纤维支配瞳孔括约肌和睫状肌。

2. 功能

传递瞳孔对光反射。

3. 损伤

视神经和动眼神经损伤对瞳孔对光反射的影响，见表 18 – 1。

表 18 – 1　不同部位损伤对瞳孔对光反射的影响

	患侧眼		健康侧眼	
	直接对光反射	间接对光反射	直接对光反射	间接对光反射
视神经损伤	丧失（—）	存在（+）	存在（+）	丧失（—）
动眼神经损伤	丧失（—）	丧失（—）	存在（+）	存在（+）

四、听觉传导路

1. 组成

第1级神经元为位于蜗螺旋神经节内的双极细胞，其周围突分布于内耳的螺旋器；中枢突组成蜗神经，止于蜗神经前、后核（第2级神经元）。蜗神经前、后核发出的纤维大部分横行越至对侧在脑桥内形成斜方体再上行成为**外侧丘系**，少部分不交叉的纤维参与同侧外侧丘系的组成。外侧丘系的大部分纤维止于下丘（第3级神经元），由下丘发出纤维到达内侧膝状体（第4级神经元），少部分外侧丘系的纤维直接终止于内侧膝状体，自内侧膝状体发出纤维组成听辐射，经内囊后肢投射到大脑皮质的听觉中枢区——颞横回。

2. 功能

传递听觉信息。

3. 损伤

听觉信息是双侧传递的，若一侧听觉通路在外侧丘系以上损伤，不会导致听觉丧失，但可能出现听力下降，且以对侧下降明显。

五、平衡觉传导路

1. 组成

第 1 级神经元为前庭神经节内的双极细胞，周围突分布于半规管的壶腹嵴、球囊斑以及椭圆囊斑，中枢突组成前庭神经，止于前庭神经核（第2级神经元），发出的纤维有：① 参与组成内侧纵束：其中上升的纤维止于动眼、滑车和展神经核，完成眼肌前庭反射（如眼球震颤）；下降的纤维至副神经脊髓核和上段颈髓前角细胞，完成转眼、转头的协调运动。② 组成前庭脊髓束：完成躯干、四肢的姿势反射（伸肌兴奋、屈肌抑制）。③ 经小脑下脚入小脑：参与平衡调节。④与颞、顶、额叶皮质、脑干网状结构、迷走神经核、舌咽神经核等联系。

2. 功能

传递平衡觉。

3. 损伤

当平衡觉传导通路或前庭器受刺激时，可引起眩晕、呕吐、恶心等症状。

第二节　运动传导通路

重点	下行（运动）传导通路的组成，皮质脊髓束和皮质核束对下运动神经元支配的特点。
难点	对神经传导通路不同部位损伤所出现症状的分析。
考点	神经传导通路的组成、各级神经元所在的位置、损伤后症状的分析。

速览导引图

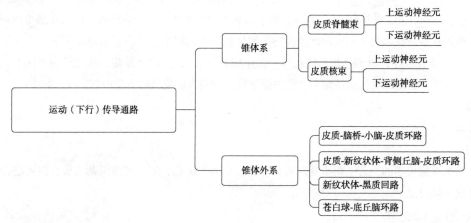

一、锥体系

组成：由上、下2级运动神经元组成。上运动神经元由位于中央前回和中央旁小叶前部的巨型锥体细胞（Betz 细胞）和其他类型的锥体细胞以及位于额、顶叶部分区域的锥体细胞组成。下运动神经元位于脊髓前角和脑干内与头面部骨骼肌运动有关的核团，包括一般躯体运动和特殊内脏运动核。这些锥体细胞的轴突共同组成锥体束（pyramidal tract），下行至脊髓止于前角运动细胞的纤维束称皮质脊髓束；止于脑干脑神经躯体运动核和特殊内脏运动核的纤维束称皮质核束。

1. 皮质脊髓束（corticospinal tract）

（1）组成　上运动神经元（为中央前回上、中部和中央旁小叶前部的巨型锥体细胞和其他类型的锥体细胞以及额、顶叶部分区域的锥体细胞）的轴突集合成皮质脊髓束，下行经内囊后肢的前部、大脑脚底中 3/5 的外侧部和脑桥基底部至延髓锥体，在锥体下端，约 75% ~90% 的纤维交叉至对侧，形成锥体交叉，交叉后的纤维在对侧脊髓外侧索下行，称皮质脊髓侧束，逐节终止于脊髓前角细胞（下运动神经元），支配四肢肌；一小部分没有交叉而下行至同侧脊髓前索内，称为皮质脊髓前束，终于双侧脊髓前角细胞，支配躯干肌和四肢近端肌。因此，躯干肌是受两侧大脑皮质支配的。

（2）功能　控制躯干、四肢骨骼肌的随意运动。

（3）损伤　一侧皮质脊髓束在锥体交叉前受损，主要引起对侧肢体瘫痪，躯干肌运动没有明显影响。

2. 皮质核束（cortconeuclei tract）

（1）组成　上运动神经元主要为位于中央前回下部等处的锥体细胞，其轴突组成皮质核束，下行经内囊膝部；下运动神经元为脑干内与头面部骨骼肌运动有关的 8 对核团，包括 4 对一般躯体运动核和 4 对特殊内脏运动核。其中 6 对半接受双侧皮质核束支配，只有面神经核下半份和舌下神经核只接受对侧支配，其中面神经核上半部支配眼裂以上的表情肌，面神经核下半部支配眼裂以下的表情肌。

（2）功能 控制头面部骨骼肌和表情肌的运动。

（3）损伤 皮质核束损伤只有受对侧支配的舌下神经核与面神经核下半部支配的结构有临床症状，称为核上瘫。

3. 锥体系损伤的特点

锥体系的损伤可分为上运动级神经元损伤和下运动神经元损伤。

（1）上运动神经元和下运动神经元损伤后的临床表现（表18－2）。

表18－2 上、下运动神经元损伤后的临床表现

	上运动神经元损伤（核上瘫）	下运动神经元损伤（核下瘫）
肌张力	增高	降低
瘫痪特点	硬瘫	软瘫
腱反射	增高↑	降低或消失
病理反射	（＋）	（－）
肌萎缩	短期内不明显	短期内明显

（2）核上瘫和核下瘫 支配面下部肌的面神经核和舌下神经核只接受对侧皮质核束支配，其他脑神经运动核均接受双侧皮质核束的纤维。

核上瘫：一侧上运动神经元受损，产生对侧眼裂以下的面肌和对侧舌肌瘫痪，表现为病灶对侧鼻唇沟消失，口角低垂并向病灶侧偏斜，流涎，不能做鼓腮、露齿等动作，伸舌时舌尖偏向病灶对侧。

核下瘫：一侧面神经核受损，可致病灶侧所有的面肌瘫痪，表现为病灶侧额纹消失，眼不能闭，口角下垂，鼻唇沟消失等；一侧舌下神经核受损，可致病灶侧全部舌肌瘫痪，表现为伸舌时舌尖偏向病灶侧。

二、锥体外系

1. 皮质－纹状体系

大脑皮质⟶尾状核和壳⟶苍白球⟶背侧丘脑、红核、黑质、网状结构等。

2. 皮质－脑桥－小脑系

额叶、枕、顶、颞叶皮质———➡脑桥核—交叉→新小脑皮质———→齿状核—交叉→红核———➡脊髓前角细胞。

3. 新纹状体－黑质回路
4. 苍白球－底丘脑环路

（中南大学 雷德亮）

第十九章　脑和脊髓的被膜、血管及脑脊液循环

第一节　脑和脊髓的被膜

重点	脊髓被膜的形态特征；蛛网膜下隙和硬膜外隙的位置及临床意义；硬脑膜的组成特点、形成物（大脑镰、小脑幕）及硬脑膜窦。
难点	脊髓三层被膜的位置关系，形成的腔隙，硬膜外隙、蛛网膜下隙的位置及临床意义。
考点	脊髓被膜的形态特征；蛛网膜下隙和硬膜外隙与麻醉的关系。硬脑膜的组成特点、形成物（大脑镰、小脑幕）及硬脑膜窦。

速览导引图

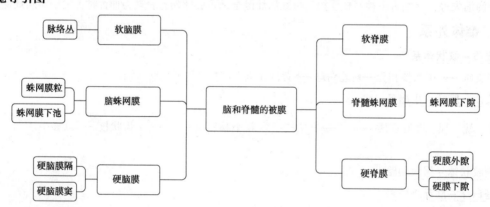

脑和脊髓的表面有三层被膜，由外向内依次为硬膜、蛛网膜和软膜。脑和脊髓的三层被膜在枕骨大孔处相互延续，对脑和脊髓有支持和保护作用。

一、脊髓的被膜

脊髓的被膜由外向内称为硬脊膜、脊髓蛛网膜和软脊膜。

（一）硬脊膜

硬脊膜（spinal dura mater）较厚，是白色坚韧的结缔组织膜。上端附着于枕骨大孔边缘，下端在第 2 骶椎水平变细，包裹终丝，形成其外膜，附于尾骨。向两侧包裹脊神经根，在椎间孔处与脊神经的外膜相延续。硬脊膜与椎管内面的骨膜之间的间隙称硬膜外隙（epidural space），内含疏松结缔组织、脂肪组织、淋巴管和静脉丛等，间隙内有脊神经根通过，故临床上将药物注入此间隙进行硬膜外麻醉。硬脊膜与脊髓蛛网膜之间有潜在的硬膜下隙，腔隙极为狭小。

（二）脊髓蛛网膜

脊髓蛛网膜（spinal arachnoid mater）是薄而透明的薄膜，位于硬脊膜与软脊膜之间。脊髓蛛网膜与软脊膜之间的间隙称**蛛网膜下隙**（subarachnoid space），内充满脑脊液。成人在第 1 腰椎以下已无脊髓，蛛网膜下隙较大，称**终池**（terminal cistern），内含马尾和终丝。临床上常在第 3、4 或第 4、5 腰椎棘突间进针穿刺，抽取脑脊液或注入药物进行蛛网膜下隙麻醉。

（三）软脊膜

软脊膜（spinal pia mater）薄而透明，紧包在脊髓的表面，在脊髓圆锥下端延伸形成终丝。软脊膜表面血管丰富。软脊膜在脊髓两侧，向外侧突起形成**齿状韧带**（denticulate ligament）。齿状韧带和脊神经根有固定脊髓，减少其震荡的作用。

二、脑的被膜

脑的被膜自外向内依次为硬脑膜、脑蛛网膜和软脑膜。

（一）硬脑膜

1. 构成

硬脑膜（cerebral dura mater）厚而坚韧，由两层构成，外层为颅骨内面的骨膜层，内层为脑膜层，两层之间有丰富的血管和神经。

2. 特点

硬脑膜在颅底、骨缝和一些神经、血管穿过的孔裂处与颅骨紧密结合，其余各处连接疏松，易与骨分离。故颅底骨折时，易将硬脑膜与脑蛛网膜同时撕裂，使脑脊液经鼻腔或耳外漏。而颅盖骨损伤时，易在硬脑膜与颅骨之间形成硬膜外血肿。硬脑膜在脑神经出颅处移行为神经外膜。

3. 硬脑膜隔

硬脑膜内层折叠形成若干个板状突起，突入脑的各部之间，由硬脑膜形成的结构如下。

（1）**大脑镰**（cerebral falx）　由硬脑膜内层在正中矢状位折叠伸入两侧大脑半球之间的纵裂内而形成，呈镰刀状，下缘位于胼胝体的上方，前端附于鸡冠，后端连于小脑幕上面。

（2）**小脑幕**（tentorium of cerebellum）　由附于枕骨横窦沟和颞骨岩部上缘的硬脑膜内层向前伸入大脑枕叶与小脑之间而形成，形似幕帐。小脑幕的前缘游离形成一弧形切迹，称**幕切迹**（tentorial incisure）。切迹与鞍背之间形成一环形孔，称小脑幕裂孔，内有中脑通过。

（3）**小脑镰**（cerebellar falx）　在小脑幕后部的下方伸入两侧小脑半球之间。

（4）**鞍膈**（diaphragma sellae）　呈环形，位于蝶鞍上面，封闭垂体窝，中央有一小孔，容漏斗和垂体柄通过。

4. 硬脑膜窦

在某些部位硬脑膜两层分开，内面衬有内皮细胞，构成**硬脑膜静脉窦**（dural venous sinuses），简称硬脑膜窦，是脑和颅骨静脉血回流的通道。窦内没有静脉瓣，窦壁缺乏平滑肌，不能收缩，故损伤时出血难止。此外，硬脑膜窦是颅内、外静脉吻合的主要通道。主要的硬脑膜窦如下。

（1）**上矢状窦**（superior sagittal sinus）　位于大脑镰上缘，前方起自盲孔，后方止于窦汇。

（2）**下矢状窦**（inferior sagittal sinus）　位于大脑镰下缘，向后通直窦。

（3）**直窦**（straight sinus）　位于大脑镰与小脑幕连接处，由大脑大静脉和下矢状窦汇合而成，后方连通窦汇。

（4）**窦汇**（confluence of sinuses）　由上矢状窦与直窦在枕内隆凸处汇合而成。

（5）**横窦**（transverse sinus）　位于小脑幕后外侧缘附着处的枕骨横窦沟内，连接窦汇与乙状窦。

（6）乙状窦（sigmoid sinus）　是横窦的延续，位于乙状窦沟内，向前内侧经颈静脉孔处延续为颈内静脉。

（7）海绵窦（cavernous sinus）　位于蝶鞍的两侧，为两层硬脑膜间的不规则腔隙。腔隙内有许多交互的结缔组织小梁，形似海绵，因而得名。窦腔内有颈内动脉和展神经通过，从窦的外侧壁穿过的结构，自上而下依次有动眼神经、滑车神经、眼神经和上颌神经。

海绵窦与颅内、外静脉的交通广泛。向前通过眼静脉与面静脉交通；向后经岩上窦与横窦相通，经岩下窦与颈内静脉相通；向下经卵圆孔、破裂孔的导静脉与翼静脉丛相通，故面部感染可引起颅内海绵窦炎症和血栓形成，并可累及经过海绵窦的神经，出现相应的症状和体征。

（二）脑蛛网膜

1. 构成

脑蛛网膜（cerebral arachnoid mater）缺乏血管和神经。

2. 特点

脑蛛网膜除在大脑纵裂和大脑横裂处外，均跨越脑的沟裂而不深入沟内。

3. 蛛网膜下池（subarachnoid cisterns）

蛛网膜下隙在某些部位宽大称蛛网膜下池。位于小脑下面与延髓背面之间的称小脑延髓池（cerebello medullary cistern）。

4. 蛛网膜粒（arachnoid granulations）

脑蛛网膜在上矢状窦及其两侧有许多绒毛状突起，突入上矢状窦内形成。

（三）软脑膜

软脑膜（cerebral pia mater）薄而富有血管，紧贴脑的表面伸入脑沟裂中，在脑室的部位，软脑膜及其血管与室管膜上皮共同构成脉络组织。脉络组织的血管反复分支成丛突入脑室，则形成脉络丛，是产生脑脊液的主要结构。

第二节　脑和脊髓的血管

重点	颈内动脉、椎动脉和基底动脉的行径及主要分支（皮质支和中央支）的分布。脑底动脉环的组成。
难点	基底动脉环的组成及其临床意义。
考点	颈内动脉、椎动脉和基底动脉的行径及主要分支（皮质支和中央支）的分布；脑底动脉环的组成。脑浅、深静脉的主要属支和回流情况。脊髓动脉的来源、分布特点以及脊髓静脉的回流概况。

速览导引图

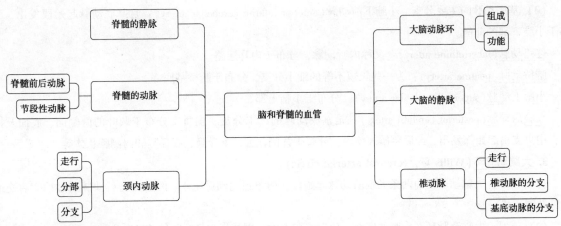

一、脑的血管

（一）脑的动脉

脑的动脉来源于颈内动脉和椎动脉。颈内动脉及其分支形成颈内动脉系，椎动脉、基底动脉及它们的分支形成椎－基底动脉系。两系的动脉在脑底部吻合形成大脑动脉环。以顶枕沟为界，大脑半球的前 2/3 和部分间脑由颈内动脉分支供应，椎－基底动脉系供应大脑半球后 1/3 及部分间脑、脑干和小脑。脑动脉可分为皮质支和中央支。前者营养大脑皮质及其深面的髓质，后者供应基底核、内囊及间脑等。

1. 颈内动脉（internal carotid artery）

（1）走行　颈内动脉起自颈总动脉，自颈部向上到颅底，穿过颞骨岩部的颈动脉管至破裂孔，继而在后床突附近进入海绵窦，在窦内先上升，接着向前，至前床突的内侧又转向上弯转，并穿出海绵窦后发出分支。

（2）分部　颈内动脉按其行程可分为 4 部：颈段、岩段、海绵窦段和前床突上段。

（3）主要分支

眼动脉（ophthalmic artery）：颈内动脉在穿出海绵窦处发出。

大脑前动脉（anterior cerebral artery）：大脑前动脉的皮质支分布于顶枕沟以前的半球内侧面、额叶底面的一部分和额、顶叶上外侧面的上部；中央支经前穿质入脑实质，供应尾状核、豆状核前部和内囊前肢。两侧大脑前动脉在未进入大脑纵裂之前借前交通动脉（anterior communicating artery）相连。

大脑中动脉（middle cerebral artery）：是颈内动脉最大的分支，可视为颈内动脉的直接延续。自颈内动脉发出后，水平向外行，转入外侧沟内，沿沟向后上走行，沿途发出皮质支，分布于大脑半球上外侧面的大部分和岛叶，含躯体运动中枢、躯体感觉中枢和语言中枢等重要功能部位。

脉络丛前动脉（anterior choroid artery）：发出分支供应外侧膝状体、内囊后肢的后下部、大脑脚底的中 1/3 及苍白球等结构。

后交通动脉（posterior communicating artery）：起自颈内动脉末段，在视束下面行向后内，与大脑后动脉吻合，将颈内动脉系与椎－基底动脉系连接起来。

2. 椎动脉（vertebral artery）

（1）走行　椎动脉起自锁骨下动脉第 1 段，向上穿过第 6 至第 1 颈椎横突孔后，经枕骨大孔入颅。在脑桥与延髓交界处两条椎动脉合成一条基底动脉（basilar artery）。基底动脉沿脑桥基底沟上行，至脑桥上缘分为左、右大脑后动脉两条终支。

（2）椎动脉主要分支　脊髓前、后动脉（见脊髓的血管）。

小脑下后动脉（posterior inferior cerebellar artery）：是椎动脉的最大分支，分布于小脑下面的后部和延髓后外侧部。

（3）基底动脉的主要分支　小脑下前动脉（anterior inferior cerebellar artery）：自基底动脉起始段发出，分布于小脑下部的前份。

迷路动脉（labyrinthine artery）：又称内听动脉，分布于内耳迷路。

脑桥动脉（pontine artery）：为一些长短不等的细小分支，分布于脑桥基底部。

小脑上动脉（superior cerebellar artery）：分布于小脑上部。

大脑后动脉（posterior cerebral artery）：是基底动脉的终末分支，皮质支分布于颞叶的内侧面、底面及枕叶；中央支由起始部发出，经后穿质入脑内，分布于背侧丘脑、下丘脑、底丘脑和内侧膝状体等。

3. 大脑动脉环（Willis 环，cerebral arterial circle）

（1）构成　大脑动脉环由两条大脑前动脉起始段、两条颈内动脉末端、两条大脑后动脉通过前、后交通动脉共同组成。

（2）位置　大脑动脉环在大脑的底部，位于蝶鞍上方，围绕视交叉、灰结节及乳头体。

（3）功能　大脑动脉环使两侧颈内动脉系与椎 – 基底动脉系相交通，对脑血流供应起重要的调节和代偿作用。在正常情况下，大脑动脉环两侧的血液不相混合。当此环的某处发育不良或被阻断时，可通过大脑动脉环使血液重新分配和代偿，以维持脑的血液供应。

（二）脑的静脉

脑的静脉特点是静脉壁薄，缺乏平滑肌，没有瓣膜，多数不与动脉伴行。可分为两类，一是收集大脑血液的静脉；二是收集脑干和小脑血液的静脉。大脑静脉可分为浅、深两组，两组之间相互吻合。浅组收集脑皮质及皮质下髓质的静脉血，深组收集大脑深部的髓质、基底核、间脑、脑室脉络丛等处的静脉血，最后经大脑大静脉注入直窦。

二、脊髓的血管

1. 脊髓的动脉

脊髓的动脉来源于椎动脉和节段性动脉。椎动脉在近延髓上端处发出一对脊髓前动脉（anterior spinal artery），在颅内位置较低的部位发出一对脊髓后动脉（posterior spinal artery）。脊髓前、后动脉在下行的过程中，不断接受根动脉的分支，以保障脊髓有足够的血液供应。

左、右脊髓前动脉在延髓腹侧合成一条动脉，沿前正中裂下行至脊髓末端。脊髓后动脉自椎动脉发出后，绕延髓两侧向后走行，沿脊神经后根内侧下行，直到脊髓末端。

来自一些节段性动脉的分支如肋间后动脉、腰动脉和骶外侧动脉发出根动脉。

2. 脊髓的静脉

脊髓的静脉最后汇集成脊髓前、后静脉，通过前、后根静脉注入硬膜外隙的椎内静脉丛。

三、脑脊液及其循环

脑脊液（cerebral spinal fluid，CSF）是充满脑室、蛛网膜下隙和脊髓中央管内的无色透明液体。主要由脑室的脉络丛产生。内含有各种浓度不等的无机离子、葡萄糖、微量蛋白和少量淋巴细胞。对脑和脊髓有缓冲、保护、支持和营养的作用，另有运输代谢产物和调节颅内压的功能。

成人脑脊液总量约 150 ml，处于不断产生、循环和回流的平衡状态，每隔 5～6 h 约 50% 的脑脊液更新。其循环途径如下：侧脑室脉络丛产生的脑脊液经室间孔流至第三脑室，与第三脑室脉络丛产生的脑脊液汇合，经中脑水管流入第四脑室，再与第四脑室脉络丛产生的脑脊液经第四脑室正中孔和两个外侧孔流入小脑延髓池后入蛛网膜下隙，然后经蛛网膜粒渗透到硬脑膜窦内，回流入静脉。若脑脊液在循环途中发生阻塞，可导致脑积水和颅内压升高，使脑组织受压移位，形成脑疝危及生命。临床上常在终池抽取脑脊液进行检查，用于神经系统疾病的诊断。

临床病案分析

　　某患者，5岁，因发热、咳嗽、呕吐入院。询问病史得知该患者数日前开始出现低热、咳嗽、咽喉痛，因症状加重，并出现剧烈头痛而急诊住院。检查发现：患者精神萎靡，体温40℃，颈项强直，血常规显示白细胞和中性粒细胞的比例增加，怀疑是流行性脑脊髓膜炎。拟施行蛛网膜下隙穿刺抽取脑脊液化验，以明确诊断。

　　利用解剖学知识思考以下问题。

　　思考：

　　1. 施行蛛网膜下隙穿刺的重要骨性标志。2. 蛛网膜下隙穿刺的常用部位和穿刺时尽可能采取屈背体位的原因是什么？3. 蛛网膜下隙穿刺时需要经过哪些层次？

　　解析：1. 蛛网膜下隙是在脊髓的蛛网膜和软脊膜之间有一宽大的间隙。腰部最大，内含脑脊液，腰椎穿刺术一般在第3~4或第4~5腰椎间进行，此处不可能伤至脊髓，长的马尾神经根游动于脑脊液内，也不易刺伤，是腰穿的安全部位。穿刺间隙选择腰3~4椎间隙进针，两侧髂嵴最高点的连线与脊柱交叉处，相当于第4腰椎棘突或腰3~4椎间隙。

　　2. 腰椎穿刺术的穿刺点一般在两髂后上棘连线，在L_3与L_4或L_4与L_5之间的间隙进针。穿刺时患者采用侧卧位、尽可能屈髋屈膝使椎间隙打开。

　　3. 穿刺由浅入深依次要经过的结构：皮肤、皮下组织、棘上韧带、棘突间的棘间韧带、黄韧带、硬膜外隙、硬脊膜、蛛网膜、蛛网膜下隙。

（新疆医科大学　范　强）

第二十章 内分泌系统

重点	内分泌系统的组成及功能；甲状腺、甲状旁腺的形态、位置及功能；垂体位置、形态及分部、功能。
难点	甲状腺的被膜，垂体的分部（腺垂体、神经垂体、前叶、后叶）
考点	内分泌系统的组成及功能。甲状腺、甲状旁腺、肾上腺、松果体的形态、位置及功能；垂体位置、形态及分部。胸腺、生殖腺的形态、位置。胰岛的位置。

速览导引图

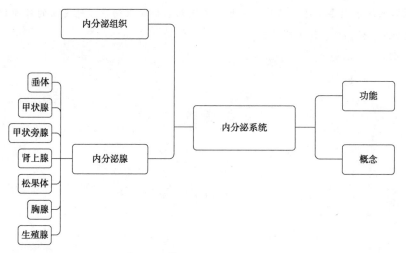

　　内分泌系统（endocrine system）是由分散于全身各组织器官内的内分泌细胞、内分泌组织和存在于身体各部独立存在的内分泌腺组成。

　　内分泌腺（endocrine gland）在结构上最显著的特点是无排泄管，因而又称无管腺，包括垂体、甲状腺、甲状旁腺、肾上腺、松果体、胸腺。其分泌的物质称激素（hormone），激素进入毛细血管和毛细淋巴管，随血液和淋巴液运输至全身，作用于远处特定的靶组织而发挥作用；亦可通过组织液对附近的组织和细胞起调节作用，称旁分泌。

　　内分泌组织以细胞团或内分泌细胞散在分布于消化道、呼吸道、神经组织、胰岛、睾丸间质细胞、卵巢内的卵泡和黄体等人体的器官或组织内。

　　虽然内分泌腺的体积和重量较小，但其结构和功能活动有显著的年龄变化。

　　内分泌系统与神经系统密切联系，相互配合，共同调节机体的新陈代谢、生长发育以及生殖等功能，维持机体内环境的相对稳定，是机体内重要的功能调节系统。近年来发现免疫系统也参与神经和内分泌对全身生命活动的调节，将这一复杂的调节系统称之为神经－免疫－内分泌网络系统。

一、垂体

垂体（hypophysis）位于垂体窝内，借垂体柄与下丘脑相连，是机体内最重要的内分泌腺，可分泌多种激素，调控其他多种内分泌腺。

垂体呈椭圆形，前后径约 1.0 cm，横径 1.0～1.5 cm，高 0.5 cm，成年男性垂体重 0.35～0.8 g，女性重 0.45～0.9 g。垂体可分为腺垂体和神经垂体两部分。腺垂体包括远侧部、结节部和中间部；神经垂体由神经部和漏斗组成。

远侧部和结节部合称为垂体前叶，能分泌生长激素、促甲状腺激素、促肾上腺皮质激素等。垂体后叶包括中间部和神经部。神经垂体能将下丘脑分泌而来的血管升压素（抗利尿激素）及催产素进行贮存和释放。

二、甲状腺

甲状腺（thyroid gland）位于颈前部，呈"H"形，由左、右侧叶和甲状腺峡组成。侧叶贴于喉与气管上部的侧面，上至甲状软骨中部，下达第 6 气管软骨环，后方平对第 5～7 颈椎高度。甲状腺峡多位于第 2～4 气管软骨环前方，少数人缺如。有时自甲状腺峡向上伸出一锥状叶。甲状腺的外面包有两层被膜，紧贴腺体表面的为纤维囊（临床上称真被膜），它可随血管和神经深入腺实质，将腺分为若干大小不等的小叶。外层为颈深筋膜包绕，并且借此附于喉软骨，起悬吊固定甲状腺的作用，故在吞咽时甲状腺可随喉上下移动。

甲状腺分泌甲状腺素，调节机体的新陈代谢，并影响骨骼和神经系统的生长和发育。甲状腺素分泌过剩时，可引起突眼性甲状腺肿。分泌不足时，成人易患黏液性水肿，小儿则患呆小症。

三、甲状旁腺

甲状旁腺（parathyroid gland）通常有上、下两对，呈棕黄色，大小如黄豆。上一对甲状旁腺位置比较恒定，在甲状腺侧叶后缘上、中 1/3 交界处；下一对甲状旁腺的位置变异较大，多位于甲状腺侧叶后缘近下端，靠近甲状腺下动脉附近。甲状旁腺有时也可位于鞘外或埋入甲状腺组织中。

甲状旁腺分泌的激素主要调节钙磷代谢，维持血钙平衡。如甲状腺大部切除术不慎误将甲状旁腺切除，则可引起血钙浓度降低，出现手足抽搐，甚至死亡；若甲状旁腺功能亢进症，则引起骨质过度溶解，易发生骨折。

四、肾上腺

肾上腺（suprarenal gland）位于腹膜之后，左右各一，分别位于左、右肾的上方，与肾共同包被于肾筋膜内。左肾上腺近似半月形，右肾上腺呈三角形。腺的前面是血管、神经和淋巴管进出之处，称为肾上腺门。

肾上腺可分为皮质和髓质两部分。肾上腺皮质可分泌调节体内水盐代谢的盐皮质激素、调节糖代谢的糖皮质激素以及影响性行为和第二性征的性激素。

五、松果体

松果体（pineal body）位于上丘脑缰连合的后上方。松果体在儿童时期较大，7 岁后开始退化，成年后逐渐钙化，X 线平片上可见到钙化阴影，常作为颅内的定位标志。松果体可合成和分泌褪黑激素，具有促进睡眠、抗氧化和增强免疫等功能。

六、胰岛

胰岛（pancreatic islets）是胰的内分泌部，由许多细胞团组成，散在于胰腺实质内，以胰尾最多。胰岛分泌有胰岛素和胰高血糖素，起调节血糖浓度的作用，胰岛素分泌不足可导致糖尿病。

七、胸腺

胸腺（thymus）位于上纵隔的前部，胸骨柄的后方，呈扁条状，质软，分左、右两叶。胸腺在幼儿期较发达，青春期最大，成年后逐渐被脂肪组织所替代。胸腺属于淋巴器官，早期具有内分泌功能。其分泌的胸腺素能刺激机体产生淋巴细胞，并促使原始淋巴细胞转化为具有免疫能力的 T 淋巴细胞，参与细胞免疫反应。

八、生殖腺

睾丸（testis）是男性生殖腺，可产生精子（见男性生殖器），同时具有内分泌功能。睾丸的间质细胞能分泌雄性激素，激发男性第二性征的出现并维持正常的性功能。

卵巢（ovary）为女性生殖腺，可产生卵泡（见女性生殖器）。卵泡壁的细胞能产生大量雌激素和少量孕激素。排卵后残留的卵泡壁变成黄体，黄体的主要作用是分泌大量孕激素和少量雌激素。

（新疆医科大学　范强）